피곤해지지 않는
올바른
자세 도감 100

즐거운상상

피곤해지지 않는
올바른 자세 도감 100

2쇄 펴낸날 2022년 7월 30일

지은이 나츠시마 다카시
옮긴이 김수정
펴낸이 정원정, 김자영
편집 홍현숙
디자인 김아란

펴낸 곳 즐거운상상
주소 서울시 중구 충무로 13 엘크루메트로시티 1811호
전화 02-706-9452
팩스 02-706-9458
전자우편 happydreampub@naver.com
인스타그램 @happywitches
출판등록 2001년 5월 7일
인쇄 천일문화사

ISBN 979-11-5536-180-1 13510

이 책을 읽으면
당신의 피로는 사라집니다.

• • • •

이 책을 읽으면 어떻게 '피곤해지지 않는 몸'을

갖게 된다는 것일까요?

왜냐하면 이 책에서 소개하는 방법은

인체해부학 × 동작 분석학 × 전통 무술의 움직임을

베이스로 만들어졌으며

동양인의 골격과 근육 구조에 적합한
부드러운 동작을 익힐 수 있는 법을

알려드리기 때문입니다.

우리가 일상 생활만으로도 피곤을 느꼈던 것은

골격이나 근육의 구조를 무시하고 움직였기 때문입니다.

• • • •

무턱대고 몸을 움직이다 보니 알게 모르게
피로가 쌓여 8시간을 자도, 아무리 쉬어도 피곤이 풀리지
않는 것입니다. 또 건강에 관심이 많은 사람이
해외의 최첨단 지식이나 방법을 실천해보아도
피로가 쉽게 사라지지 않았던 것은 동양인의 골격이나
체격을 고려한 관점이 빠져있었기 때문입니다.

이 책에서는 업무나 일상 생활의 다양한 상황에서
어떤 식으로 몸을 움직이면 피곤해지지 않고
성과를 낼 수 있는지 완벽하게 알려드립니다.

바로 선인들의 예지와 과학적 증거가 융합된
동양인의 몸에 적합한
'피곤해지지 않는 몸 사용설명서'라고 할 수 있습니다.

ex. 업무 상황에서

2시간째 서 있는 상황이지만

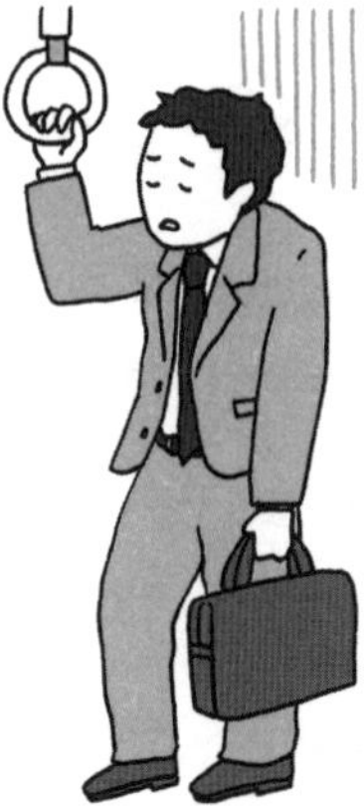

피곤해지지 않는다!

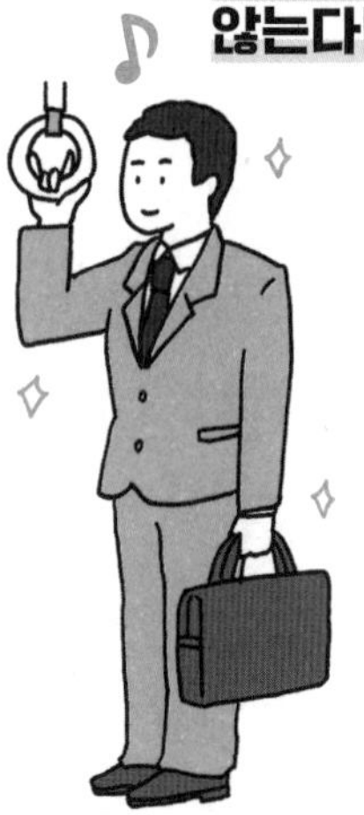

이대로

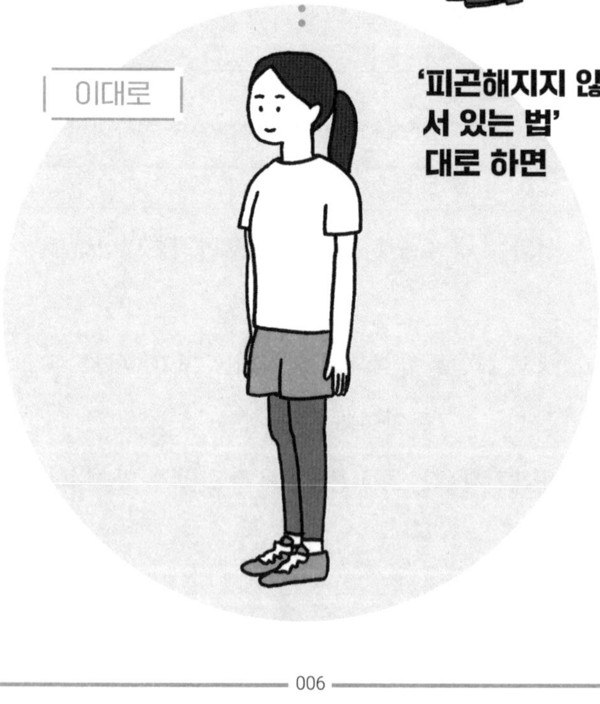

'피곤해지지 않게 서 있는 법' 대로 하면

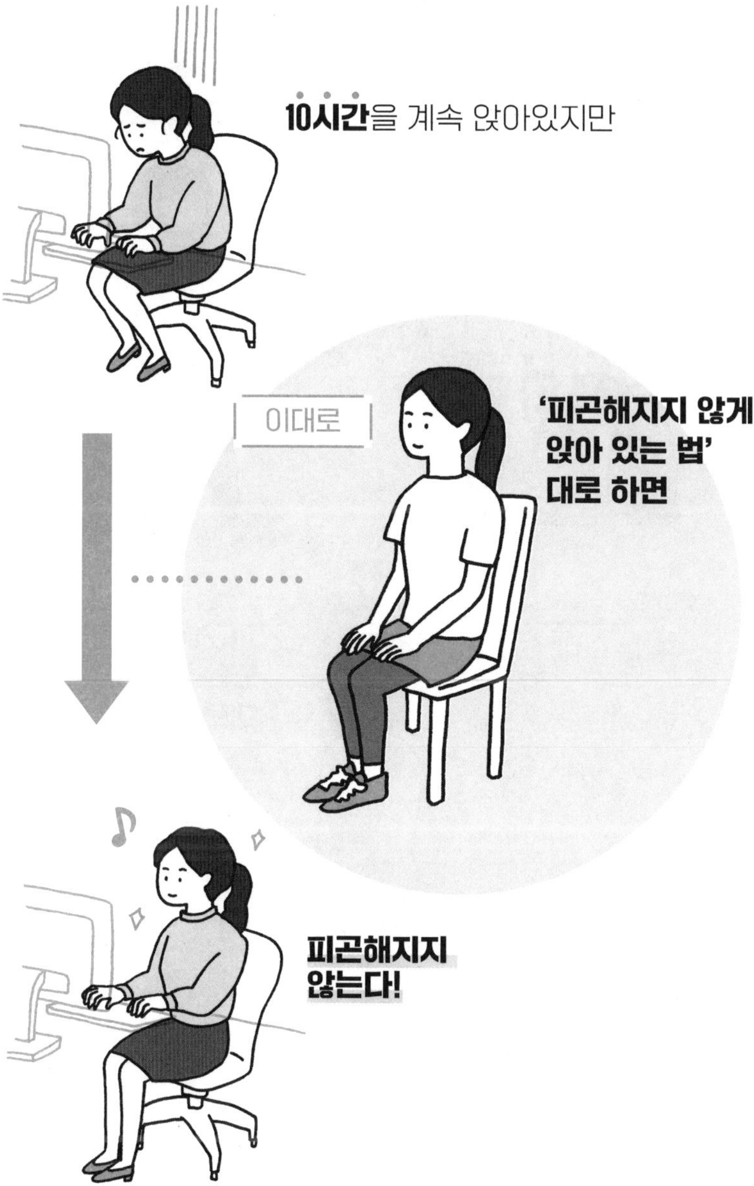
10시간을 계속 앉아있지만
이대로
'피곤해지지 않게
앉아 있는 법'
대로 하면
피곤해지지
않는다!

ex. 일상생활 중에

많은 짐을 들고 **계속 걸어도**

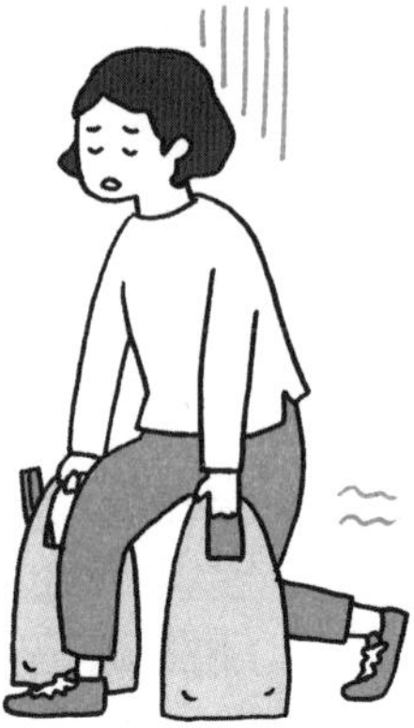

놀라울 정도로
피곤해지지 않는다!

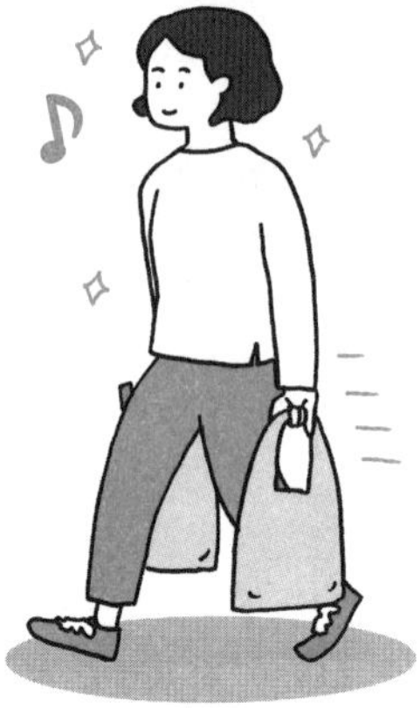

이대로

'피곤해지지 않게
드는 법'
대로 하면

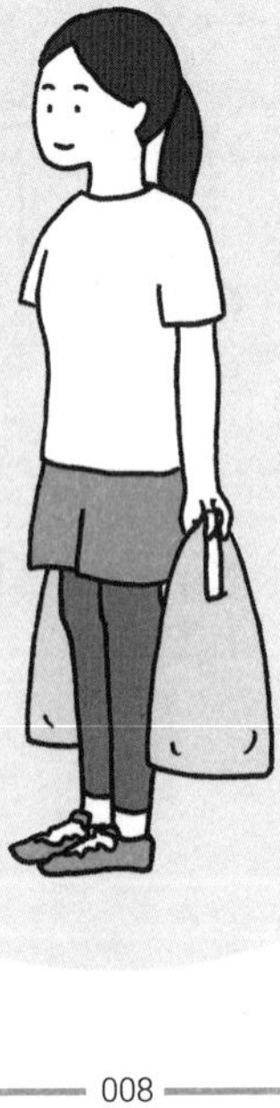

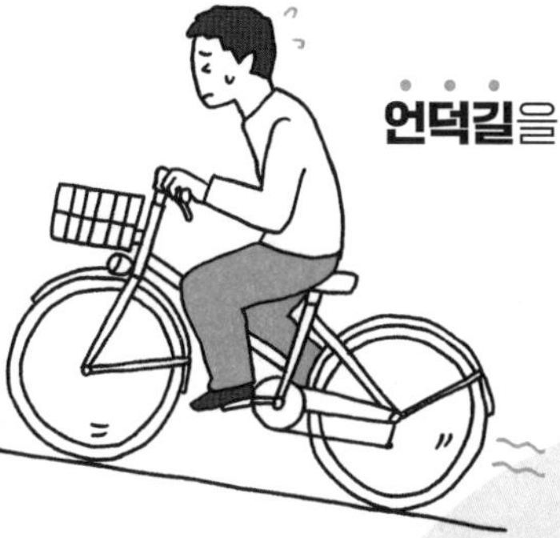

언덕길을 **자전거**로 올라가도

이대로

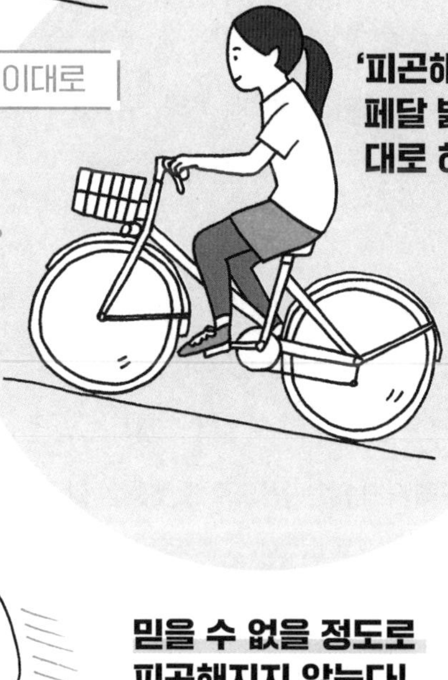

**'피곤해지지 않게
페달 밟는 법'
대로 하면**

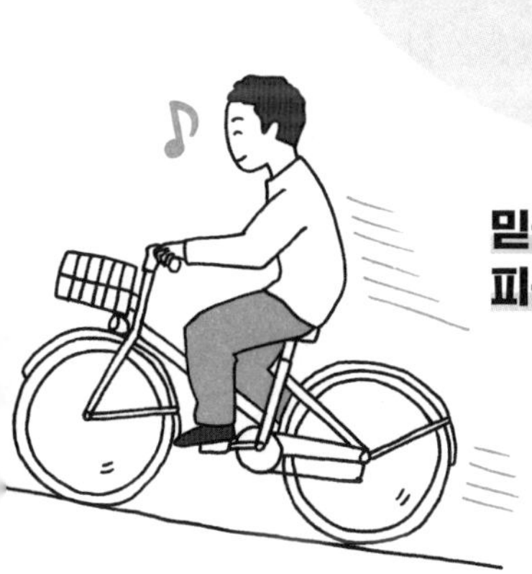

**믿을 수 없을 정도로
피곤해지지 않는다!**

• • • •

보신 것처럼 업무부터 일상생활에 이르기까지

모든 상황에서 놀랄 만큼 몸을 편하게 움직일 수 있습니다.

이 이론을 가장 먼저 받아들인 것이 스포츠 선수입니다.

프로축구, 프로야구, 배구, 농구, 럭비, 격투기, 육상경기 등

종목은 다양하지요.

특히 축구에서는 전 국가대표 선수를 필두로

현재 프로 리그에서 활약하는 선수만 해도 30명 이상.

많은 선수가 이 책에서 소개하는 법을 실천해서

'피곤해지지 않는 몸'으로 오랫동안 활약하고 있습니다.

• • • •

이제 당신 차례입니다.

'피곤해지지 않는 몸'을 갖게 되면

일과 생활의 성과가 좋아질 뿐만 아니라

마음까지 밝아져서 인생의 행복 지수가 올라갑니다.

당신의 삶을 계속 방해해온 '피로'를

이 책을 통해 물리쳐보세요.

시작하며

‘아 피곤해…’는 이제 그만!

이 책에서 소개하는 방식은 최고의 스포츠 선수들도 실천

안녕하세요. 메디컬 트레이너 나츠시마 다카시입니다. 저는 ‘동작 분석 전문가’로 운동 선수의 훈련을 돕고 있습니다.

동작 분석이란 인간의 동작을 관찰하고 기록하여 운동학이나 해부학, 물리학에 따른 ‘인체 구조에 맞는 올바른 동작’을 검증하여 스포츠 현장에 응용하는 연구입니다.

그동안 프로축구, 프로야구, 농구, 격투기, 육상 등 스포츠계에서 활약하고 있는 많은 선수가 저를 찾아왔습니다.

저는 그들의 동작을 분석하고 시술을 통해 피로와 통증이 줄어들도록 도왔습니다. 축구 A리그의 외국인 선수부터 전 국가 대표인 나카야마 마사시 선수나 구보 다츠히코 선수, 프로야구 히로시마 카프에서 감독으로도 활약했던 유명한 외야수 등 많은 선수가 제 시술을 신뢰하고 저를 찾아왔습니다.

운동 선수에게는 피로나 부상이 따르기 마련입니다.

대부분 '잘못된 자세와 동작' 때문에 그렇습니다. 구보 씨는 국가대표 시절 심한 요통에 시달려 의사의 치료를 받았지만 잘 낫지 않아 지푸라기라도 잡는 심정으로 문의해왔습니다.

아쉽게도 대표 복귀 시점에는 맞추지 못했지만 '바른 자세와 동작'을 익혀 요통을 극복했습니다. 평균 은퇴 연령 27세라는 냉엄한 J리그에서 그는 39살까지 현역으로 뛸 수 있었습니다.

이 책에서 소개하는 '피곤해지지 않는 자세와 동작'은

제가 30년에 걸쳐 다듬어 온 '동작 분석' 연구 성과를 베이스로 일반인도 실천하기 쉽게 만든 방법입니다.

어느 누구나 인체 구조적으로 잘못된 자세나 동작이 습관화되면 육체적 피로도가 증가하고 성과도 현저히 낮아집니다. 자세와 동작을 바로잡는 것이야말로 최고의 건강 상태를 유지하는데 필수입니다.

'피곤해지지 않는 몸'을 만들기 위한 100가지 방법

그야말로 '피로 사회'입니다. 조사에 따르면 현대인의 60%는 만성적인 피로를 안고 생활한다고 합니다. 또 직장인 3,000명을 대상으로 실시한 최신 앙케트 조사에서는 놀랍게도 무려 80% 이상이 '늘 피로를 느낀다'라고 답했습니다.

이 책을 손에 든 당신도 분명 그중의 한 명일 것입니다.

• 아침에 일어나도 도무지 피로가 풀리지 않는다.

- 조금만 걸어도 금세 지친다.
- 서 있는 것만으로 괴롭다.
- 어깨, 목, 허리가 계속 나른하다.

이와 같은 피로 증상이 있어도 '병은 아니니까'라며 대책없이 계속 참는 사람이 많지 않을까요? 그러나 피로는 통증, 발열과 함께 생체의 3대 신호입니다. 그대로 방치하다가는 '과로사'라는 최악의 상황을 맞을 수도 있습니다.

현대인은 왜 이토록 피로를 안고 사는 것일까요?

과중한 노동에 의한 육체적 피로와 스트레스나 수많은 정보에 노출된 뇌의 피로 등 다양한 요인이 복합되어 '피로'가 생깁니다.

하지만 피로가 풀리지 않는 큰 요인 중 하나는 대부분의 현대인이 '피곤해지기 쉬운 자세', '피곤해지기 쉬운 동작'이 습관화되어 있기 때문입니다.

'피곤해지기 쉬운 자세 · 동작'에 의해 서서히 몸에 피로 물질이 쌓이고 결국 만성적인 피로 상태에 빠지는 것입니다.

이 책은 '피곤해지기 쉬운 자세·동작'을 '피곤해지지 않는 자세·동작'으로 바꿔서 육체 피로를 개선하여 '피곤해지지 않는 몸'으로 만드는 법을 엄선하여 소개하고 있습니다.

다양한 상황에서 어떤 자세나 동작을 하면 육체적인 부담이 줄어드는지를 이 한 권에 총망라하였습니다. 또 정신적 피로나 뇌 피로를 푸는데 유용한 방법도 소개하여 현대인이 안고 있는 '피로'를 종합적으로 해소하는 길잡이가 되고자 합니다.

'피곤해지지 않는 몸'은 이치에 의해서 만들어진다

동작 분석 연구를 계속해나가면서 저는 '합기도'에 주목하였습니다. 우람한 체구의 남자를 왜소한 체구의 합기도 사범이 아주 간단하게 메치기 하는 영상을 보신 적이 있을 것입니다.

합기도는 어떻게 자신보다 더 큰 상대를 쓰러뜨릴 수

있을까요?

합기도는 몸을 사용할 때 이치에 맞는 자세, 동작, 힘을 사용하기 때문입니다. 예로부터 무도에서는 이치에 맞는 자세, 동작, 힘의 사용법을 '이합'이라고 부릅니다.

이합대로 몸을 움직이면 쓸데없는 힘을 쓰지 않고도 최대의 힘을 발휘할 수 있습니다. 그래서 합기도에서 왜소하고 근력이 없는 사람도 덩치가 큰 사람을 이길 수 있는 것입니다.

'피곤해지지 않는 자세·동작'이란 '이치에 맞는 자세·동작'을 한다는 것입니다.

인체 구조적으로 이치에 맞는 '서 있는 법', '걷는 법', '앉아 있는 법'을 따른다면 합기도처럼 쓸데없는 힘을 사용하지 않고도 효율적으로 몸을 움직일 수 있습니다. 또 근육이나 관절에 가해지는 피로도 줄일 수 있습니다.

그 결과 잘 피곤해지지 않게 됩니다. 그래서 저는 동작분석과 합기도 등 다양한 무도의 움직임을 바탕으로 일반인이 일상생활에서 피곤해지지 않고 살아갈 수 있는 네 가지 이치를 고안했습니다.

- **피곤해지지 않는 이치 ①** 중력으로 인한 손상을 막는다
  - 중력 해방 포지션
- **피곤해지지 않는 이치 ②** 전신의 힘을 끌어낸다
  - 파이팅 포즈
- **피곤해지지 않는 이치 ③** 인체 구조에 맞는 세 가지 몸 사용법
  - 포인트 동작 3가지
- **피곤해지지 않는 이치 ④** 원 위치와 지레의 원리를 활용한다
  - 역학적 몸 동작

상세한 내용은 본문에서 설명하겠지만 이 네 개의 이치를 최대로 이용하면 모든 상황에서 힘을 낭비하지 않아 몸에 대한 부담을 줄일 수 있습니다.

제1부에서는 앞에서 말한 4가지 이치를 토대로 '서기', '앉기·일어나기', '걷기', '집안일', '옮기기', '육아·간병', '운전' 등 가장 효율적으로 몸을 사용하는 요령을 알려드립니다.

피곤해지지 않는 생활 습관으로 정신적 피로도 차단

피곤해지지 않는 몸을 만들기 위해서는 '피곤해지지 않는 자세·동작'에 유의하는 것과 동시에 심신의 재정비가 매우 중요합니다. 그래서 제2부에서는 지친 몸을 회복하기 위한 '식사법', '목욕법', '수면법', '피로 회복 스트레칭', '멘탈 훈련' 등을 소개합니다.

만성 피로를 안고 있는 사람은 장내 환경이 악화되어 있는 경우가 많아 피로를 회복하려면 '장내 환경을 정돈하는 식사'가 필요합니다.

또 잠을 푹 자지 못하거나 바로 잠들지 못하는 등 수면 장애를 안고 있으면 자율 신경계의 균형이 흐트러집니다. 자율 신경계는 심신의 컨디션을 관장하고 있는 신경인데 그 기능이 약해지면 만성 피로를 느끼게 됩니다.

자율 신경을 정상적으로 유지하려면 '목욕'이나 '수면'

방법을 개선하고 야간에는 몸을 쉬는 것이 중요합니다. 어깨 결림이나 요통, 냉증이나 부종 등에 효과적인 스트레칭법과 마음의 피로, 뇌의 피로를 줄이는 멘탈 관리 기술도 망라하였습니다.

이 방법은 모두 프로 스포츠 선수들이 일상생활에서 실천하고 있는 것들입니다. 육체 피로뿐만 아니라 몸 속, 이에 더하여 정신적 피로까지 관리하면 '평생 피곤해지지 않는 몸'을 가질 수 있다고 해도 과언이 아닙니다. 꼭 참고하시기 바랍니다.

무엇을 하든, 언제 어디서나 '피곤해지지 않는' 최강의 몸을 만들자!

제가 이 책을 써야겠다고 생각한 것은 지난 몇 년 동안 만나는 사람마다 걱정이 될 정도로 녹초가 되어 있었기 때문입니다.

이 책의 담당 편집자도 처음 만났을 때는 많이 지쳐있

는 느낌을 받았습니다. 제가 보기에는 '그렇게 앉거나 걸으면 당연히 지칠 수밖에 없겠다'는 생각이 들었어요. 하지만 어쩔 수 없는 일이었을지도 모릅니다.

'피곤해지지 않는 자세·동작'이나 '피곤해지지 않는 생활 습관'은 학교에서도 사회에서도 아무도 가르쳐주지 않습니다. 왜냐하면 정말 효과적인 방법을 아무도 모르기 때문이지요.

지인 중 한 명은 이 책의 방법을 실천해서 피로감이 완화되었을 뿐만 아니라 십 년 이상 자신을 괴롭히던 요통도 없어졌다며 놀라고 있습니다.

그도 그럴 것이 인체 구조에 맞게 움직이면 피로뿐 아니라 몸의 통증이나 컨디션도 개선할 수 있습니다. 왜냐하면 자세나 동작이 바뀌면 혈액의 흐름이 좋아져서 본래 몸이 가지고 있는 생명력으로 가득 차기 때문입니다.

앞으로의 긴 인생, 건강하게 그리고 긍정적으로 살기 위해서라도 꼭 이 책에서 소개하는 100가지 방법을 꾸준히 활용해보기 바랍니다.

그동안 부상으로 고통받고 지친 선수를 많이 만났습니다. 그들이 포기하고 싶을 때 이겨낼 수 있는 무기로 써 달라는 생각에 이 이치에 바탕을 둔 이론을 지도해왔습니다. 하지만 앞서 말한 것처럼 이제 일반인도 운동 선수와 마찬가지로 스트레스에 시달리고 너무나 빠르게 변화하는 시대를 살아가며 지친 상태로 하루하루를 보내고 있습니다.

지칠대로 지친 상태라는 점에서만 보면 저같은 전문가가 도와줄 수 있는 환경에 있는 선수가 오히려 좀 낫다고 할 수 있겠지요.

이 책은 지칠대로 지친 선수들에게 적용해서 성과를 얻은 방법을 일반인이 일상 생활에서 사용할 수 있도록 시행착오를 거쳐 구현한 것입니다.

처음부터 마지막까지 모두 읽을 필요는 없습니다. 소개한 모든 방법을 다 실천할 필요도 없고요.

목차를 보고 궁금한 항목을 따라해 보거나 부모님이나

가족, 친구들에게 알려주고 싶은 항목만 읽어도 괜찮습니다. 이 책을 읽고 피로에서 해방되는 분이 한 분이라도 많아지면 좋겠습니다.

'오늘도 지쳤다', '너무 피곤하다'라는 말버릇은 오늘로 이별하세요.

나츠시마 다카시

CONTENTS

PART 3 | 걷기

PART 4 | 집안일

PART 5 | 옮기기

PART 6 | 육아·간병

PART 7 | 운전

제 2부
'피곤해지지 않는 생활 습관'으로 피로 회복!

PART 8 | 수면

PART 9 | 식사

PART 10 | 스트레칭

PART 11 | 멘탈 관리

제 1 부

'피곤해지지 않는 자세·동작'으로 중력에서 해방!

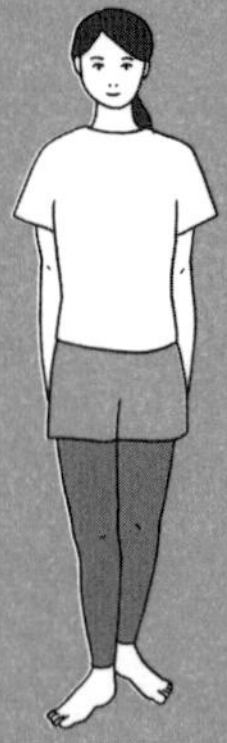

피곤해지지 않게
서 있는 법

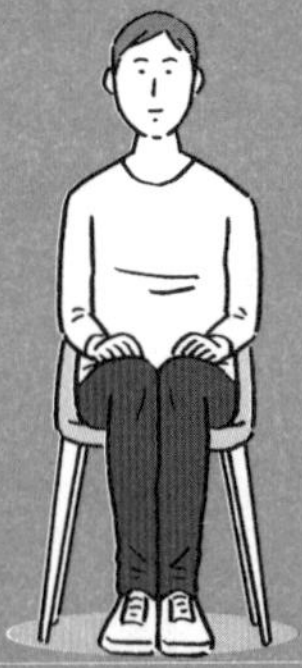

피곤해지지 않게
앉는 법

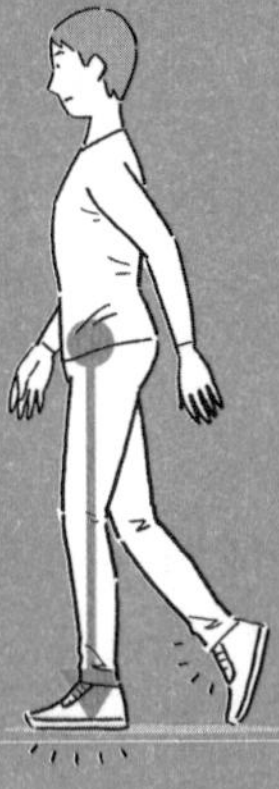

피곤해지지 않게
걷는 법

일상생활 중 '피곤해지지 않는 자세 · 동작'의 요령을 소개합니다.
이 자세와 동작을 습득하면 놀랄 만큼 피로를 느끼지 않게 됩니다.

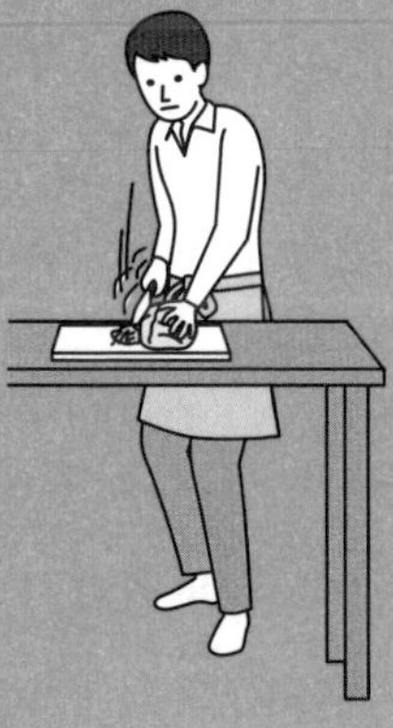

피곤해지지 않게
요리하는 법

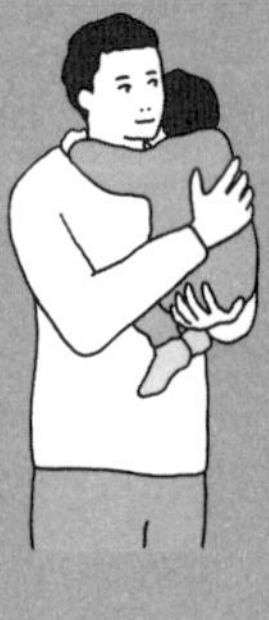

피곤해지지 않게
아이 안는 법

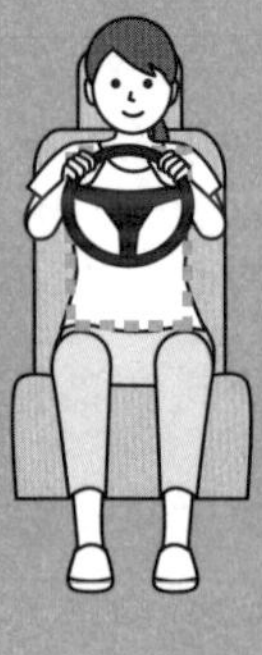

피곤해지지 않게
운전하는 법

'피곤해지지 않는 자세·동작' 4가지 포인트

◆ 포인트 ① 중력 해방 포지션

인간은 왜 서 있거나 앉아있는 것만으로 피로를 느낄까요? 그 근본적인 원인은 지구의 중력입니다. 인간은 두 발로 직립 보행하는 진화를 통해 손을 자유롭게 쓸 수 있게 되면서 현재에 이르는 진보와 발전을 이루어왔습니다.

하지만 그 대가로 머리를 중심으로 하는 상반신의 무게를 등뼈(척추), 허리(골반), 두 다리로 지탱하게 되었지요. 인체 구조상으로 다리 바로 위에 골반이 있으며 골반 바로 위에 머리가 있는 상태가 중력의 부하를 가장 덜 받는 자세라고 할 수 있습니다.

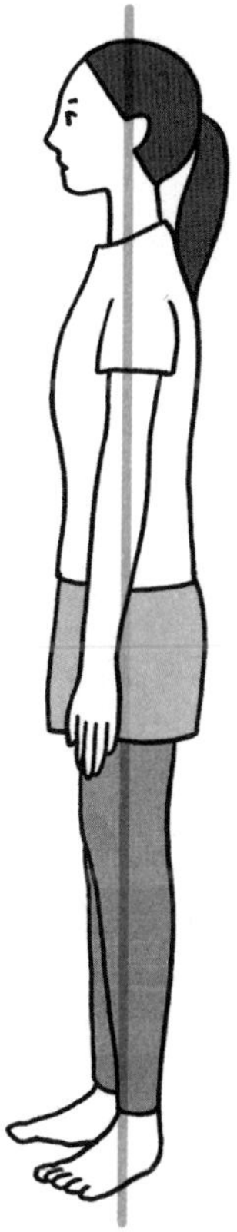

서 있을 때라면 옆에서 봤을 때 귀, 어깨, 골반의 무게 중심이 일직선상에 있어야 중력의 영향을 가장 덜 받게 됩니다.

정수리에 실을 매단 마리오네트를 상상하면 이해하기 쉬울 것입니다.

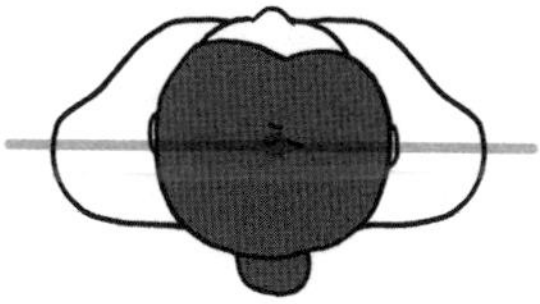

머리 위쪽에서 봤을 때 등이 보이지 않는 것이 서 있을 때의 이상적인 모습. 옆에서 보면 귀, 어깨, 골반의 무게 중심이 일직선상에 있다.

머리 바로 위쪽에서 사진을 찍었을 때, 등이 보이지 않는 것이 이상적인 서 있는 모습입니다. 머리가 앞으로 나와있거나 몸이 뒤로 젖혀져 있으면 위에서 봤을 때 몸의 면적이 넓어집니다. 넓어질수록 몸은 중력의 영향을 받게 됩니다.

즉 서 있든 앉아 있든 위에서 봤을 때 몸의 면적을 가능한 작게 만드는 것이 중력의 부하를 벗어나기 위한 포인트입니다.

다큐멘터리 영상에서 큰 물항아리나 짐을 머리 위에 올리고 걷는 모습을 본 적이 있을 것입니다. 이때의 몸 사용법이 인체의 구조적인 이치를 따른 자세라고 할 수 있습니다.

◆ '지지근육'에 가해지는 과도한 부담이 피로로 이어진다

왜 중력의 부담으로 인해 몸에 피로가 쌓일까요? 그것은 근육이나 관절에 손상이 가해져서 모세혈관의 혈류가 막히기 때문입니다. 혈액은 근육과 관절에 쌓인 피로 물질을 회수하는 역할을 합니다. 그런데 혈류가 막히면 피로 물질이 쌓여 나른함과 같은 피로로 나타나는 것입니다.

근육을 '몸을 움직이기 위한 것'이라고만 생각하기 쉽습니다. 하지만 실제로는 동작을 멈출 때 작용하는 '몸을 지탱하기 위한 근육'도 존재합니다. 이 근육을 '지지근육'이라고 하는데 정지해있을 때도 중력을 거슬러 몸을 지탱하는 역할을 합니다.

우주비행사가 지구로 귀환하면 처음엔 혼자 걷지 못한다고 합니다. 이것은 장기간 무중력 상태에 있었기 때문에 중력을 거스를 필요가 없어진 지지근육이 약해졌기 때문입니다.

아이들은 가만히 있는 것을 싫어하는데 지지근육이 아직 발달하지 못했기 때문입니다. 어른은 지지근육이 발달된 상태라 같은 장소에 가만히 있는 것이 쉽지만 지지근육에 과도한 부담을 주게 되면 근육의 유연성이 떨어지면서 혈류가 정체되어 피로와 통증이 생기는 것이지요.

이것을 피하려면 '중력으로 인한 손상을 막는 자세'를 하고 장시간 같은 자세를 지속하지 말아야 합니다. 일단 이것을 기억하세요.

◆ 포인트 ② 파이팅 포즈

인간의 몸은 우리가 생각하는 것보다 훨씬 대단한 힘을 낼 수 있게 만들어져 있습니다. '불이 나면 괴력이 절로 나온다'라는 말이 있습니다.

극한상태에서 무의식적으로 몸의 기능을 100% 발휘할 수 있게 되면 혼자서도 장롱을 메고 옮길 수 있다는 것입니다. 어떻게 그런 일이 가능하냐면 '전신의 힘'을 사용하기 때문입니다.

하지만 우리는 일상생활에서 손을 움직일 때는 손에만 의지하고 발을 움직일 때는 발에만 의지하기 쉽습니다. 즉 전신의 힘이 아닌 특정 부분의 힘만 쓰고 있다는 것입니다.

이런 습관은 근육에 과도한 부담을 줘서 피로를 생성하

는 원인이 됩니다. 한편, 전신의 힘을 사용하려고 노력하면 효율적으로 큰 힘을 낼 수 있어 그만큼 피로를 줄일 수 있습니다.

전신의 힘을 쓰기 위한 기본은 무언가를 할 때 '파이팅 포즈'를 취하는 것입니다. 권투를 예로 들면, 두 발을 모은 채 정면을 향해 펀치를 날리면 강하게 칠 수 없습니다.

발을 앞뒤로 벌리고 비스듬하게 선 다음, 무릎을 구부렸다 폈다 하면서 전신의 힘을 써야 강력한 펀치를 날릴 수 있습니다.

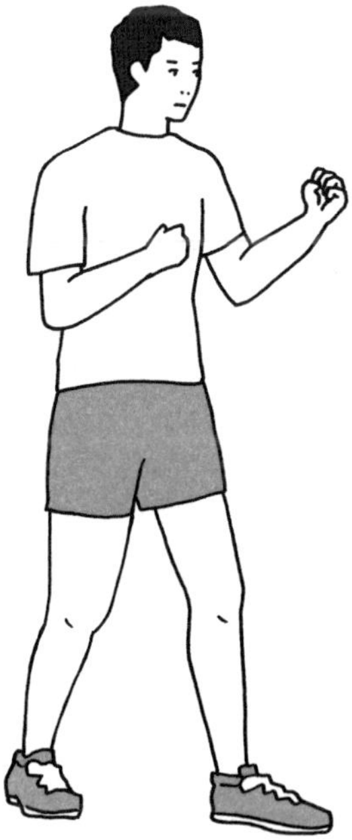

권투를 할 때처럼 발을 앞뒤로 벌리고 비스듬히 선 후, 무릎을 구부렸다 폈다 하면서 전신의 힘을 쓰면 육체적 피로감을 많이 줄일 수 있다.

일상 생활 속에서도 이것을 염두에 두면 다양한 동작을 효율적으로 할 수 있습니다. 양배추 채를 썰 때 도마 정면에 발을 모으고 서는 자세보다 파이팅 포즈로 써는 훨씬 수월하게 자를 수 있습니다.

특히 청소나 요리 같은 집안일을 할 때 파이팅 포즈를 의식하면 육체적인 피로를 줄일 수 있으므로 꼭 시도해보세요.

◆ 포인트 ③ 포인트 동작 3가지

피곤해지지 않기 위한 3번째 포인트는 '신체 부위 세 곳을 인체 구조에 맞게 사용한다'입니다.

구체적으로는 '걸을 때 발목이 예각이 되지 않게 한다', '앉을 때 발가락 관절을 구부리지 않는다', '손을 움직일 때 손목을 손등 쪽으로 꺾지 않는다'입니다.

대부분의 사람은 걸을 때 발뒤꿈치부터 착지해서 뒤에 있는 다리의 발목 각도(지면과 발의 각도)가 90도 이하인 예각이 되게 걷고 있습니다.

사실 이것은 매우 잘못된 방법입니다. 인체 구조상 발목이 예각인 상태로 걸으면 종아리 근육이 긴장합니다. 그러면 그 긴장이 허벅지로 전해지고 다시 허벅지에서 허리, 허리에서 전신으로 전달됩니다. 그 결과, 다리 부종과 나른함, 요통, 어깨결림 등의 원인이 되는 것입니다.

또 종아리 근육은 하반신의 혈액을 상반신으로 밀어올리는 펌프 같은 작용을 하고 있습니다. 종아리에 부담이 가서 근육이 굳으면 펌프 기능이 악화되어 몸에 피로 물질이 쌓이기 쉬워집니다.

이처럼 발목을 예각으로 만들면서 걷는 것은 몸에 피로와 통증을 생기게 하는 큰 원인이 됩니다. 예각이 되는 시간은 순간이지만 보행 시에는 종아리에 몇천 번에서 몇만 번의 손상을 주게 됩니다. '피곤해지지 않게 걷는 법'에 대해서는 PART 3에서 자세히 소개하겠습니다.

앉을 때, 가장 먼저 의식해야 하는 것은 '발가락 관절을 구부리지 않는다'입니다. 발가락 관절을 구부리고 앉으면 보행 시의 '발목 예각'과 마찬가지로 근육의 긴장이 허리에서 전신으로 전달됩니다.

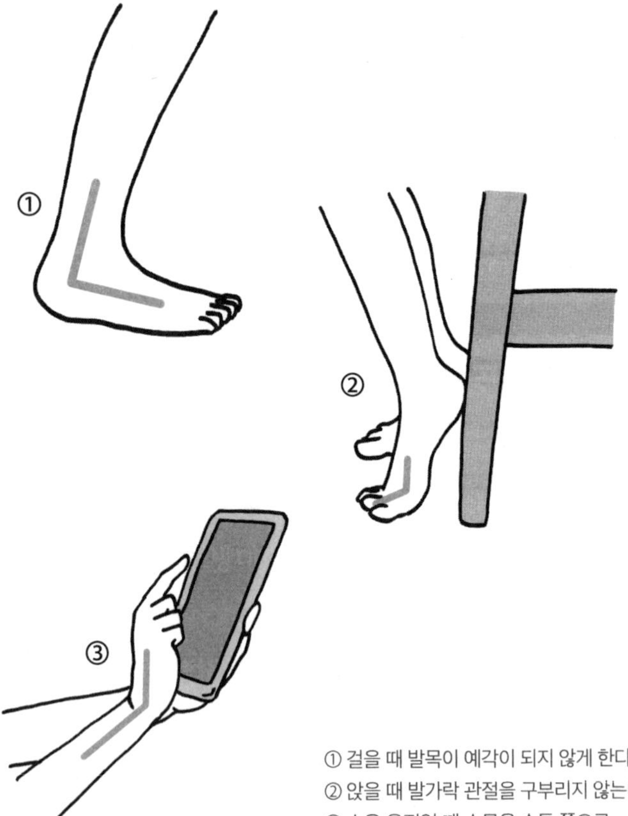

① 걸을 때 발목이 예각이 되지 않게 한다.
② 앉을 때 발가락 관절을 구부리지 않는다.
③ 손을 움직일 때 손목을 손등 쪽으로 꺾지 않는다.

일어섰을 때 허리 주위가 묵직한 사람, 다리 부종으로 고민하는 사람 대부분은 앉아있을 때 발가락 관절을 꺾고 있습니다. '피곤해지지 않게 앉는 법'에 대해서는 PART 2에서 소개하겠습니다.

어깨결림 등 상반신의 나른함이나 통증을 느끼는 사람은 동작할 때 '손목 주름'이 생기지 않는지 주의할 필요가 있습니다. 예를 들면 자전거를 탈 때, 체중을 핸들에 싣고 손목을 손등 쪽으로 꺾은 자세입니다.

골격 구조상 엄지 손가락을 안쪽에 놓고 손등을 위로 향한 상태는 손의 척골(새끼손가락쪽)과 요골(엄지손가락쪽)이라는 뼈가 교차되어 팔에서 어깨에 걸친 근육에 부담을 주게 됩니다. 이것이 어깨결림과 같은 상반신 통증의 원인이 되는 경우가 매우 많습니다.

손목을 손등 쪽으로 꺾는 자세는 컴퓨터 작업, 스마트폰 조작, 자동차 운전, 턱을 괴는 버릇 등 일상생활의 다양한 상황에 잠재되어 있습니다. 피로의 원인을 줄이기 위해서는 손목을 꺾지 않도록 주의하는 것이 중요합니다.

◆ 포인트 ④ 역학적 몸 동작

수십 년 동안 한 가지 일에 종사하는 베테랑 장인이나 요리사의 동작을 보고 있으면 흥미로운 점을 발견할 수 있습니다. 그들 대부분이 힘을 주는 곳과는 다른 몸 부위를 리드미컬하게 움직이고 있습니다.

동작 분석을 통해 인간의 다양한 동작을 검증하다 보면 어떤 작업을 할 때 인간의 몸은 '가까운 위치', '중간 위치', '먼 위치' 세 곳이 관련되어 있다는 것을 알 수 있습니다.

먼 위치인 어깨부터 움직이려고 유의하는 것만으로 피로감은 완전히 달라집니다.

몸 옆쪽에서 작업할 때는 먼 위치 장소가 달라집니다. 오른손으로 작업한다면 역학상의 대각이 되는 먼 위치는 왼쪽 어깨, 중간 위치는 오른쪽 팔꿈치나 오른쪽 어깨가 됩니다. 먼지떨이로 먼지를 터는 상황을 떠올려보세요. 오른손으로만 톡톡 털면 의외로 피로가 쌓입니다.

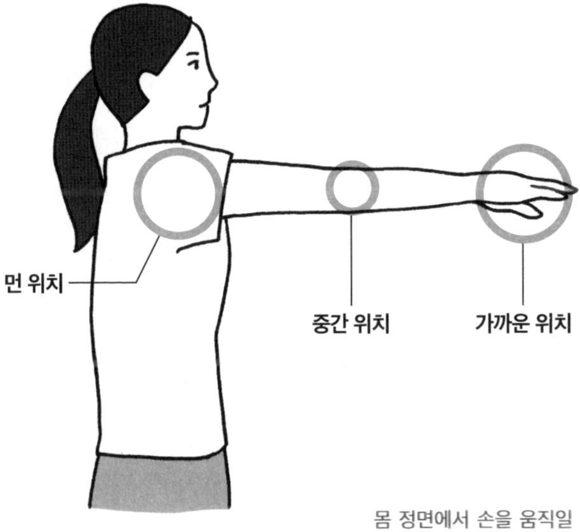

몸 정면에서 손을 움직일 경우, 오른손의 먼 위치는 오른쪽 어깨가 된다.

하지만 먼지떨이로 먼지를 털면서 먼 위치인 왼쪽 어깨를 고정하지 말고 가볍게 돌리는 등 움직이면 피로가 덜 쌓입니다.

이 방법은 테이블 닦기와 같이 엉거주춤한 자세로 하는 작업에도 응용할 수 있습니다. 엉거주춤한 자세의 작업을 오른손으로 한다면 왼쪽 허리가 먼 위치가 됩니다.

베테랑인 다림질 장인의 동작을 보면 오른손으로 다림질을 하면서 왼쪽 허리를 가볍게 흔드는 것을 볼 수 있습니다. 이것은 오랜 경험에 의해 무의식적으로 먼 위치를 움직여서 피로를 막고 있는 것입니다.

앞으로 지금까지 설명한 '피곤해지지 않기 위한 4가지 포인트'를 축으로 구체적인 상황에서 어떤 자세나 동작을 해야 덜 피로해지는지 알려드립니다. 물론 모든 것을 바로 실천할 필요는 없습니다. 따라 하기 쉬운 것부터 시작해서 차근차근 '피곤해지지 않는 몸'을 만들어보세요.

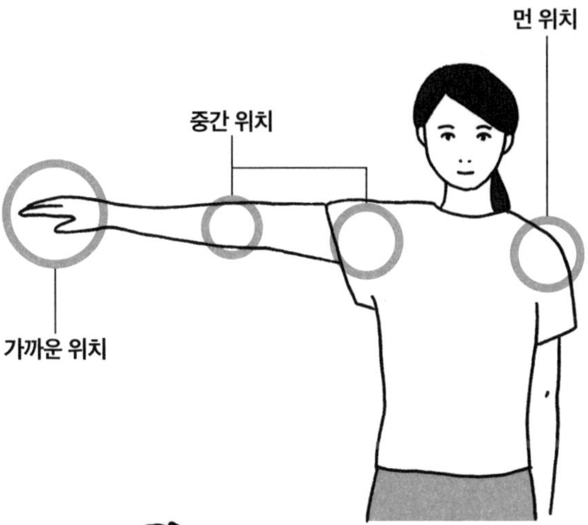

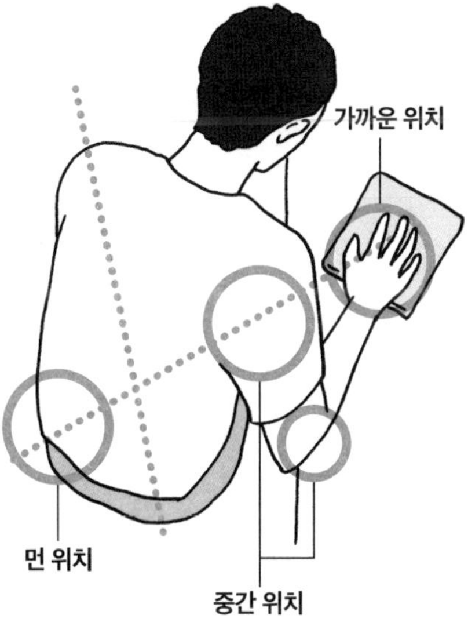

손을 쓸 때는 항상 먼 위치를 움직이려고 의식하면 피로가 덜 쌓인다.
오른손으로 엉거주춤한 자세의 작업을 할 때, 먼 위치인 왼쪽 허리를 의식적으로 움직이면 피로를 줄일 수 있다.

PART
1

서기

BODY MOTION LIFEHACK

001

피곤해지지 않게 서 있는 법

인간의 동작 중에서 '서기'는 가장 기본적인 동작입니다. 그러나 올바르게 서 있는 법을 모르는 사람이 너무나 많습니다. 잘못된 방법으로 서 있으면 쉽게 피로해지고 자신도 모르는 사이에 몸에 중력으로 인한 손상이 쌓여 피로를 유발하는 원인이 됩니다.

회사원이라면 중요한 상담 전에 너무 풀어진 모습으로 서 있으면 그 자체로 이미지가 나빠질 수 있습니다. '피곤해지지 않게 서 있는 법'을 익히면 자세도 아름다워 보입니다.

기본 방법은 지면에 대해 수직으로 똑바로 서는 것입니다. 발 바로 위쪽에 골반을 두고 그 위에 머리가 오도록 합니다. 의식적으로 귀, 어깨, 골반, 다리가 일직선상에 있다고 생각하세요. 만약 머리 바로 위쪽에서 사진을 찍는다면 양어깨를 연결하는 선의 중앙에 머리가 있고 등은 보이지 않는 상태입니다.

새우등인 사람은 귀가 어깨보다 앞으로 나오고 어깨는 골반보다 뒤에 있기 때문에 등을 구부려서 균형을 잡고 있습니다.

이런 자세로 있으면 당장은 편하겠지만 몸을 지탱하는 지지근육이 약해져서 허리에 부담이 가므로 요통의 원인이 됩니다. 보기에도 좋지 않습니다.

똑바로 서라고 하면 가슴을 쫙 펴는 사람이 있는데 이것도 잘못된 자세입니다. 가슴을 펴면 어깨의 위치가 골반보다 뒤쪽으로 어긋나고 머리가 앞으로 나와버리기 때문에 상반신의 무게를 분산시키지 못합니다.

◆ 피곤해지지 않게 서 있는 법을 유지하려면?

- 엉덩이에 가볍게 힘을 준다.
- 가슴을 펴지 말고 어깨를 내린 후, 견갑골을 등 한가운데로 모아준다고 상상한다.

- 무지구(발바닥의 엄지 발가락 연결 부분)를 바닥에서 띄우고 발가락을 고양이발처럼 오므리고 버틴다.
- 다리를 어깨 폭 정도로 벌리고 좌우의 중심에 몸의 무게 중심이 오도록 의식한다

엉덩이에 가볍게 힘을 주면 자연스럽게 골반이 앞으로 나오기 때문에 발 바로 위에 쉽게 골반을 놓을 수 있습니다. 가슴을 펴지 않고 견갑골을 모으는 느낌으로 서면 몸을 일직선으로 만들기 쉽습니다. 또한 발은 어깨 폭 정도로 벌리고 발끝도 가볍게 벌려주세요.

신발을 신었어도 발가락에 힘을 주어 지면을 살짝 붙잡는다고 생각하세요. 고양이발 같은 느낌입니다. 이때 무지구(발바닥의 엄지 발가락 연결 부분)는 신발 바닥에 닿지 않게 동전 1~2개 정도 높이로 띄워줍니다.

그리고 몸의 무게 중심은 항상 벌린 양발의 폭과 발의 세로 폭이 만드는 직사각형 안에 둡니다. 평소 서는 자세와 달라 어렵겠지만 가장 몸에 부담을 주지 않고 자연스럽게 서 있는 방법입니다.

이렇게 서 있기 힘든 사람은 몸을 지탱하는 지지근육이 약해졌기 때문이므로 지지근육을 단련하기 위해서라도 의식적으로 이 방법으로 서 있으려고 노력해보세요.

중요한 업무 상황에서 새우등이거나 부자연스럽게 가슴을 내밀지 않도록 평소에 '피곤해지지 않게 서 있는 법'을 습관화하는 것이 중요합니다.

POINT

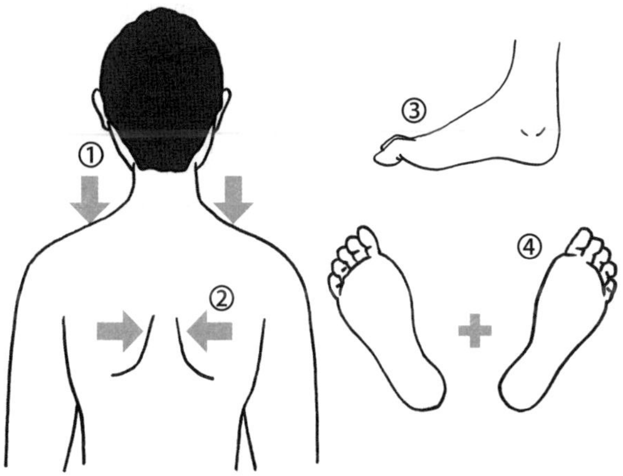

피곤해지지 않게 서 있는 방법을 유지하려면 ① 어깨를 내리고 ② 견갑골을 안쪽으로 모으고 ③ 발가락을 고양이 발처럼 오므리며 버티고 ④ 어깨 폭 정도로 벌린 발의 좌우 중심에 몸의 무게 중심이 오도록 의식한다

BODY MOTION LIFEHACK

002

올바르게 서 있는 법

한 발을 옆으로 내밀고 다른 한쪽 다리에 체중을 싣고 서 있는 사람의 모습을 자주 볼 수 있습니다. 전철역이나 버스 정류장에서 기다릴 때, 서점에 서서 책을 읽을 때, 사무실에 서서 동료와 이야기를 나눌 때 등 한쪽 다리에 무게를 두는, 일명 '짝다리 자세'로 서 있는 경우가 많지 않나요?

이런 짝다리 자세는 오히려 피로가 쌓이기 쉬운 자세입니다. 또 항상 같은 다리에 체중이 실리면 골반이 틀어져서 몸의 좌우 차이가 생깁니다. 그러면 '서 있는 것'뿐만 아니라 모든 일상 동작의 균형이 깨져서 피로가 쌓이는 원인이 되기도 합니다.

이것을 피하기 위해서는 몸의 무게 중심을 정기적으로 움직이는 것이 좋습니다. 이때는 양발을 좌우로 벌리는 것이 아니라 앞뒤로 벌려줍니다.

앞뒤로 벌린 앞쪽 발에 무게 중심을 두었다가 다시 뒤쪽 발에 무게 중심을 두는 것을 반복하면 서 있는 것이 정말 편해집니다.

발레 기본 자세에도 같은 자세가 있습니다. 발을 앞뒤로 벌리고 서면 좌우로 벌리는 것에 비해서 몸의 흔들림이 눈에 잘 띄지 않아 공적인 상황에서도 활용할 수 있습니다.

다만 아무리 '피곤해지지 않게 서는 법'이라도 장시간은 금물입니다. 계속 정지한 채로 있는 것은 그 자체가 근육 피로를 부르는 원인이 되거든요.

POINT

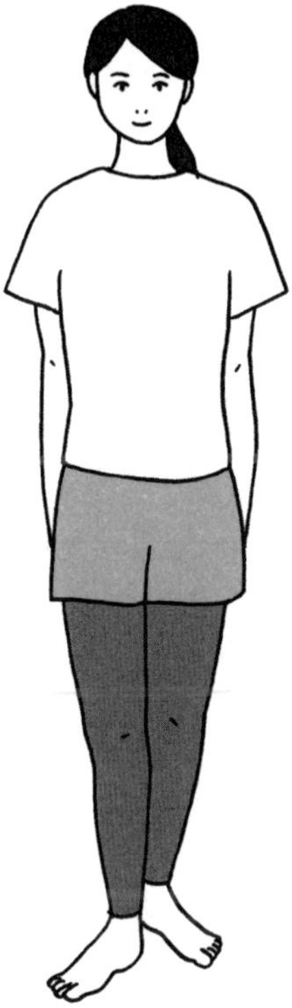

피로가 쌓이지 않도록 몸의 무게 중심을 정기적으로 움직이는 것이 중요. 발을 앞뒤로 벌리고 서면 서 있기 편하고 몸의 흔들림도 눈에 잘 띄지 않는다.

BODY MOTION LIFEHACK

003

대중교통에서 서서 갈 때 피곤해지지 않게 손잡이 잡는 법

지하철을 탔는데 앉지 못했다. 어쩔 수 없으니까 손잡이에라도 의지해서 조금이라도 편하게 가자. 이런 지친 표정으로 손잡이를 잡고 있는 사람을 보면 '그렇게 잡으면 더 지칠 텐데'라는 안타까운 마음이 듭니다.

대부분의 사람은 손목을 구부린 채 손잡이를 잡고 있습니다. 앞쪽에서 잡는 사람도 있고 반대로 잡는 사람도 있습니다.

어느 쪽이든 손목이 구부러져 있으므로 팔 근육이 긴장하게 되고 이것이 어깨까지 전달되어 어깨결림이나 통증, 상반신의 찌뿌둥함으로 이어집니다.

몸에 부담이 가지 않게 손잡이를 잡는 방법은 선문답 같지만 '손잡이를 꽉 잡지 않는 것'입니다.

구체적인 방법은 중지와 약지 두 손가락을 손잡이 고리에 거는 것입니다.

손의 방향은 손바닥이 자신에게 보이도록 합니다. 이 방법으로 잡으면 손목을 편 상태가 되기 때문에 힘을 낭비하지 않을 수 있습니다.

손목을 펴고 있으므로 근육에 긴장을 주지 않아 덜 피로해집니다.

급정거에도 대응할 수 있으므로 안전 면에서도 안심입니다.

POINT

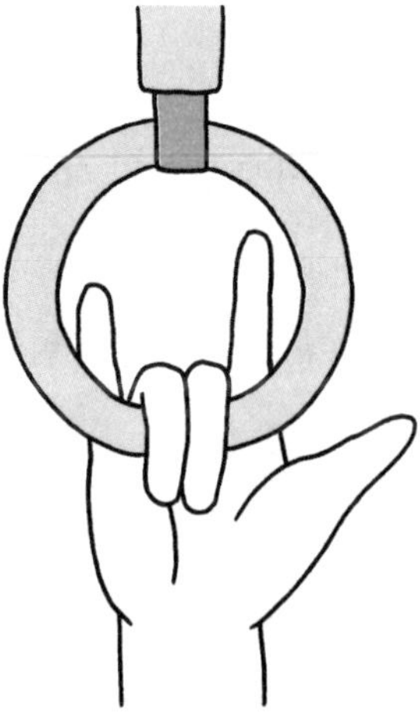

손잡이를 꽉 잡지 말고 손가락 두 개를 걸어주면 피로가 덜 쌓인다.

BODY MOTION LIFEHACK

004

버스가 갑자기 흔들려도 넘어지지 않는 법

버스가 커브를 돌거나 갑자기 멈췄을 때 그 흔들림을 견디기 힘들 때가 있습니다. 이때 몸에 부담을 주지 않는 법을 알려드릴게요. 참고할 만한 스포츠가 스모입니다.

스모 선수의 동작 분석을 해보면 상대편이 미는 것을 견딜 때 밀린 힘의 방향으로 발을 내리듯이 벌리고 있습니다. 이때 발목의 각도는 둔각(90도 이상)입니다.

스모 선수들은 무의식적으로 하는 행동이겠지만 인체 구조상 이 동작이 힘에 가장 잘 견딜 수 있는 동작입니다.

이것을 버스의 흔들림에 적용해보세요. 양발을 평행하게 놓고 서 있을 때 버스가 흔들려서 왼쪽에서 오른쪽으로 넘어질 뻔했다고 칩시다.

흔들림이 느껴지는 순간, 오른발을 오른쪽(쓰러질 뻔한 방향)으로 벌리면서 발끝도 오른쪽을 향하게 합니다. 이때 오른쪽 발목은 둔각이 되도록 합니다.

이 동작을 하면 심하게 흔들렸을 때도 몸에 가해지는 부하를 반으로 줄일 수 있습니다. 아마 이 동작은 실제로 해보지 않으면 실감하기 어려울 것입니다. 버스가 흔들릴 때 한번 시험해보세요.

POINT

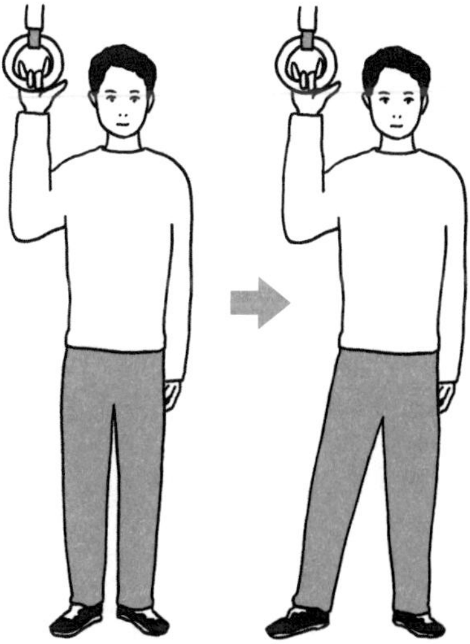

버스에서 몸이 왼쪽에서 오른쪽으로 흔들린다고 느꼈다면 오른발을 오른쪽(쓰러질뻔한 방향)으로 벌리면서 발끝도 오른쪽을 향하게 하면 몸에 주는 부담을 줄일 수 있다.

BODY MOTION LIFEHACK

005

영업 상담 전에 피곤해지지 않게 거래처 기다리는 법

영업사원 중에 무거워 보이는 서류 가방을 들고 있는 분을 자주 볼 수 있습니다. 몸에 부담을 주지 않으려면 등에 메는 배낭 스타일이 바람직합니다. 배낭은 몸에 밀착되므로 서 있을 때도 몸의 무게 중심이 잘 흔들리지 않아서 몸에 부담을 덜 줍니다.

서류 가방을 들 때 다음과 같은 요령으로 들면 피로가 덜 쌓일 것입니다.

- 가방 든 팔을 몸에 밀착시킨다.
- 골반 뒤쪽에서 가방을 들고 손등을 엉덩이에 댄다.
- 손목을 굽히지 않는다.

가방 든 팔을 몸에 밀착시키면 몸이 '한 그루 나무'처럼 되어 무게 중심이 안정됩니다.

또 골반 뒤쪽에서 들면 팔 근육에 의지하지 않고도 간단히 가방을 들 수 있습니다.

손목을 굽히지 않는 것은 상반신 근육의 긴장을 완화하기 위해서입니다.

그리고 잊지 말아야 할 것은 한쪽 손으로만 가방을 드는 것은 금물이라는 것.

몸에 좌우 차가 생겨서 쉽게 피로해지는 몸이 됩니다. 좌우 교대로 번갈아서 드는 것을 권합니다.

POINT

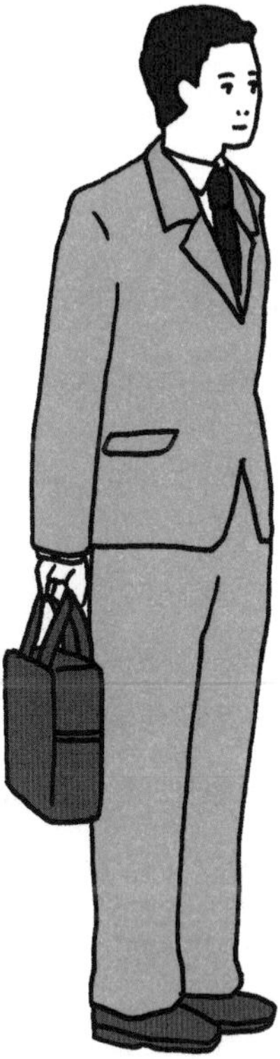

가방을 들 때는 가방 든 팔을 몸에 밀착시킨 후, 손목을 펴고 엉덩이 근처에서 든다. 좌우 번갈아서 드는 것이 매우 중요.

BODY MOTION LIFEHACK

006

스마트폰 오래 들고 있어도 피곤해지지 않는 법

외출 시에도 어느새 스마트폰을 만지고 있는 사람이 늘어나고 있습니다. 스마트폰의 무게는 150g 정도에 불과하지만 나쁜 자세로 스마트폰을 조작하면 서서히 피곤해지기 쉬운 몸이 되므로 각별한 주의가 필요합니다.

스마트폰을 사용할 때 피곤해지지 않는 자세

① '피곤해지지 않게 서 있는 법'을 유지한다. 스마트폰을 사용할 때도 48쪽에서 소개한 '피곤해지지 않게 서 있는 법'으로 하는 것이 기본입니다.

② 손목을 펴고 팔꿈치를 몸통에 붙이고 조작한다. 조작할 때는 가능한 손목이 꺾이지 않게 합니다.

③ 몸의 정면이 아닌 대각선 앞쪽에서 조작한다. 비스듬한 방향에서 조작하면 말린 어깨가 되지 않아 자세 유지가 쉽습니다.

④ 어깨선과 허리선을 흐트러뜨리지 않는다. '피곤해지지 않게 서 있는 법'대로 하면 자연스럽게 몸의 균형이 유지됩니다.

특히 주의해야 할 것은 장시간 양손의 손목을 구부리고 스마트폰을 조작하는 것입니다.

손목을 굽히지 않도록 주의하면 훨씬 덜 피곤해집니다.

POINT

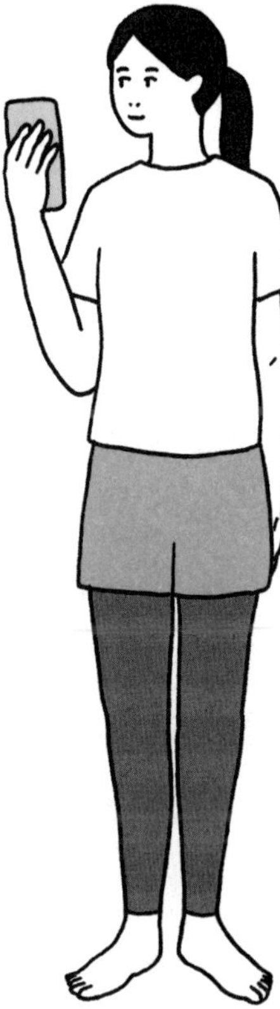

손목을 구부리지 말고 '피곤해지지 않게 서 있는 법'을 유지하면서 스마트폰을 조작하면 쉽게 피곤해지지 않는다.

BODY MOTION LIFEHACK

007

책상에서 10시간 일해도 피곤해지지 않는 법

오랜 시간 앉아있으면 종아리 근육이 긴장하게 됩니다. 종아리는 하반신의 혈액을 상반신으로 운반하는 펌프와 같은 역할을 하는데 종아리가 긴장 상태가 되면 전신의 혈류가 악화되어 건강을 해치기 쉬워집니다. 앉아서 오래 일하는 사람은 최소한 한 시간에 한 번은 일어서는 것이 좋습니다.

최근에는 건강을 위해 서서 일하는 방식인 '스탠딩 워크'를 도입하는 회사가 늘고 있다고 합니다. 하지만 스탠딩 워크를 하더라도 피곤해지기 쉬운 자세로 일하면 오히려 피로가 쌓이게 되므로 주의가 필요합니다.

기본은 앞에서 설명한 '피곤해지지 않게 서 있는 법'을 유지하면서 일하는 것입니다.

지면에 수직으로 서서 몸을 구부리지 않고도 일할 수

있게 책상의 높이를 조절한 다음, 컴퓨터를 놓습니다. 키보드를 조작할 때 손목이 꺾이지 않도록 하는 것이 베스트 포지션입니다.

스탠딩 워크에 익숙하지 않은 사람은 '피곤해지지 않게 서 있는 법'을 1시간 유지하는 것도 힘들 거예요.

그럴 때는 무리하지 말고 중간중간 자세를 바꾸어 앉는 것이 좋습니다.

피곤해지지 않는 포인트는 장시간 같은 자세를 취하지 않는 것입니다. 기억해두세요.

POINT

스탠딩 워크를 할 경우는 '피곤해지지 않게 서 있는 법'을 유지하면서 작업을 하는 것이 중요. 장시간, 같은 자세로 있는 것을 피하기 위해서 '앉기'도 섞는다.

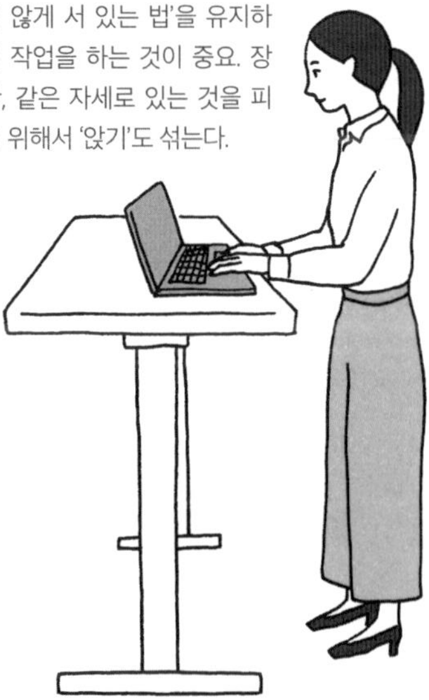

BODY MOTION LIFEHACK

008

장시간 서 있는 업무로 지친 다리 푸는 법

판매원 등 오랜 시간 서서 일해야 하는 사람들의 고민은 다리의 부종과 피로감입니다. 특히 하이힐을 자주 신는 경우, 다리의 부담은 더욱 커집니다.

하이힐만큼 피로해지기 쉬운 신발은 없으므로 꼭 필요한 경우가 아니라면 건강을 위해서 피하는 것을 권합니다.

하이힐을 신고 일어서면 상체가 저절로 앞으로 기울어집니다. 그대로 있으면 균형이 무너지기 때문에 억지로 허리를 젖혀서 무게 중심을 유지하려고 하게 됩니다. 굽이 너무 높으면 허리를 더 젖혀야 하므로 최대한 낮은 굽을 신는 것이 그나마 차선책입니다.

오랜 시간 서 있는 업무로 다리가 피로해지고 붓는 것은 종아리의 긴장 상태가 지속되어 혈류가 악화되었기 때문입니다. 이 경우에는 제자리 걸음을 하는 등 가능한 방법으로 종아리의 긴장을 풀어주세요.

똑바로 서 있을 때는 53쪽에서 소개한 발을 앞뒤로 벌리는 발레 무용수의 기본 자세를 하면서 몸의 무게 중심을 정기적으로 바꾸는 것이 중요합니다.

또 고객이 없을 때는 벽에 기대는 등 중력의 부담을 분산시키는 것을 추천합니다. 업무 현장에서 실천하기가 쉽진 않겠지만 때때로 다리를 쉬게 해주는 것이 가장 중요합니다.

◆ 다리의 피로를 푸는 체조

다리의 피로 해소를 위해 휴식 시간이나 짬이 날 때마다 부담없이 할 수 있는 체조를 추천합니다. 이름하여 '종아리 흔들기 체조'입니다.

서서 일하는 직업을 가진 분들은 시간이 날 때마다 '종아리 흔들기 체조'를 해보세요. 무릎부터 아래쪽을 재빨리 흔들면 종아리와 발목의 유연성을 회복할 수 있습니다.

상반신을 고정하기 때문에 요통에도 효과적입니다. '종

아리 흔들기 체조'라면 근무 중 약간의 틈새 시간에도 할 수 있을 것입니다. 뭉친 종아리를 풀어준다는 생각으로 체조를 해보세요.

종아리 흔들기 체조하는 법

① 한 손을 배 앞쪽에 놓고 다른 한 손을 등 뒤로 돌린다.

② 한쪽 다리로 서고 다른 쪽 다리 아래 종아리를 흔든다.
(양 무릎을 최대한 가까이 하고)

③ ②와 같은 자세로 양 무릎을 최대한 가까이 한 채 종아리를 90초 동안 앞뒤로 흔든다.

④ 손의 위치(배 쪽과 등 쪽)를 바꿔서 반대쪽 다리도 똑같이 실행한다.

POINT

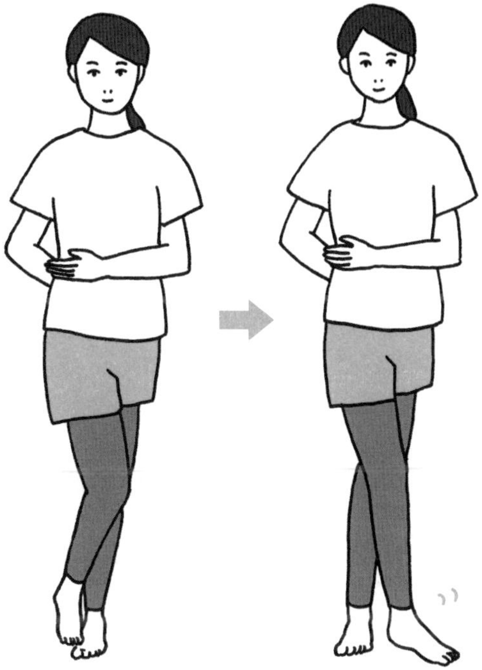

서서 일하는 틈틈이 '종아리 흔들기 체조'를 하는 것을 추천. 좌우 무릎을 최대한 가까이 해서 종아리를 흔들면서 풀어준다.

BODY MOTION LIFEHACK

009

바쁜 아침에 편리! 한 발로 서서 양말 신는 법

인간이 똑바로 서려면 다리 근육과 척추를 지탱하는 근육과 같은 '지지근육'이 필요합니다. 나이가 들면서 지지근육이 약해지면 몸을 지탱하기 어려워집니다. 그래서 고령자는 양말을 한 발로 서서 신지 못하는 경우가 많습니다.

하지만 만약 20대~60대가 양말을 한 발로 서서 신지 못한다면 그 이유는 근력의 저하보다는 몸의 사용법을 모르기 때문이지요.

저의 경우 한 발로 서 있으라고 한다면 한 시간이든 두 시간이든 지속할 수 있습니다. 제가 특별히 근력이 좋아서가 아닙니다. 즉, 한 발로 서는 것이 가능한가 그렇지 않은가는 근력의 문제가 아니라는 것입니다.

한 발로 서는 요령은 '엄지발가락과 가운뎃 발가락 사이, 무릎, 얼굴의 중앙이 일직선상에 있도록'하는 것입니다.

두 발로 서 있을 때는 두 발의 한가운데에 몸의 무게 중심이 있습니다. 그 상태에서 한쪽 다리를 들면 균형이 무너지는 것이 당연합니다.

오른발을 들려면 몸의 무게 중심을 약간 왼쪽으로 이동시켜야 합니다. 상반신을 약간 왼쪽으로 기대는 느낌입니다.

발을 올렸을 때 원활하게 무게 중심을 이동할 수 있다면 휘청거리지 않고 양말을 쉽게 신을 수 있겠지요.

근력 트레이닝보다 '효율적인 몸 사용법'을 터득하는 것이 다양한 동작을 피곤해지지 않고 할 수 있는 비법입니다.

POINT

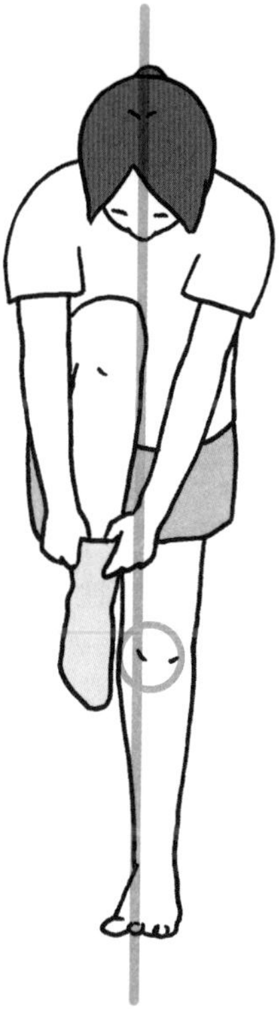

발을 올릴 때 원활한 무게 중심 이동이 가능하다면 서서 양말을 신는 것도 간단.

COLUMN 1

쿠바 여자 배구 선수들의 점프력 비밀

1990년대 쿠바 여자 배구 대표팀은 세계 3대 대회에서 8연패를 거두는 등 압도적인 실력을 자랑했습니다. 선수들의 경이로운 점프력을 기억하는 사람도 많을 것입니다.

쿠바 대표팀의 합숙을 견학한 적이 있습니다. 그때 놀랐던 것은 선수들이 높이 점프하는 연습은 거의 하지 않는 것이었습니다. 받침대에서 바닥으로 착지하는 연습만 반복하더라고요.

대표팀 코치 왈, '발끝부터 착지할 수 있다면 점프력은 자연히 향상된다'라는 것. 발끝부터 착지하려면 발가락 근육과 관절을 강화하고 유연성을 높여야 합니다.

선수들의 점프력이 압도적이었던 것은 타고난 신체 능력뿐만 아니라 발가락을 잘 썼기 때문입니다. 뛰어난 운동 능력을 발휘하기 위해서는 '발가락을 사용하는 것이 중요하다'는 것을 배운 경험이었습니다.

PART 2

앉기 · 일어나기

BODY MOTION LIFEHACK

010

피곤해지지 않게 앉는 법

'피곤해지지 않게 앉는 법'을 설명하기 전에 잘못된 방법을 몇 가지 예시로 들어보겠습니다. 먼저 주의할 것은 어깨선과 허리선이 평행하지 않은 상태로 앉는 것입니다.

다리를 꼬고 앉는 사람이 많은데 한쪽 어깨가 올라가서 어깨와 허리의 선이 어긋나있으면 척추가 굽어져서 머리 무게를 지탱하지 못해 요통의 위험이 커집니다. 그 당시에는 편한 것 같지만 서서히 근육에 손상을 주게 됩니다.

의자에 얕게 걸터앉는 여성 중에 무릎은 붙이고 발목은 뗀 'ㅅ자형 앉기'를 하는 경우가 있습니다. 이때 무릎의 각도가 예각이 되고 발가락 관절을 꺾어서 몸을 지탱하고 있으므로 종아리가 계속 긴장하게 됩니다.

이렇게 앉으면 처음에 등을 젖히고 바른 자세로 앉아도 다리와 허리가 금세 피로해져서 차츰 머리가 앞으로 나오면서 새우등이 되어버립니다.

그러면 중력으로 인한 손상을 정면으로 받게 되어 어깨 결림, 목 통증이 생기기 쉬워져 온몸이 녹초가 됩니다. 장시간의 책상 업무에는 절대 적합하지 않은 자세입니다.

의자에 얕게 앉는 남성에게 많은 것이 양 무릎을 벌리고 앉은 다음 양발을 중앙에 놓고 무지구로 지탱하는 'O자형 앉기'입니다. 이 경우도 무릎이 예각이 되고 발가락 관절이 꺾어져 있으므로 종아리에 강렬한 부담을 줍니다.

이런 점을 개선하면

- 등받이까지 깊숙이 앉는다.
- 어깨와 허리선을 평행하게 유지한다.
- 무릎의 각도가 예각이 되지 않게 한다.
- 발가락 관절을 꺾어서 지탱하지 않는다.

이것이 인체 구조적으로 올바른 '피곤해지지 않게 앉는 법'입니다.

구체적으로는 아래의 두 패턴을 추천합니다.

피곤해지지 않게 앉는 법 ❶

① 등받이까지 깊숙하게 앉는다.

② 양 무릎과 양 발목을 각각 붙인다.

③ 발을 의자 앞에 놓고 무릎의 각도가 둔각이 되게 한다.

④ 발바닥 전체를 바닥에 둔다.

이 방법은 특히 여성에게 적합합니다. 발목을 붙이고 있다면 발을 두는 곳은 오른쪽이든 왼쪽이든 상관없습니다. 방송에 출연한 아나운서들이 이렇게 앉아있는 경우가 많습니다. 보기에도 세련되어 보입니다.

피곤해지지 않게 앉는 법 ❷

① 등받이까지 깊숙하게 앉는다.

② 양 무릎과 양 발목을 함께 벌린다.

③ 발은 의자 앞에 놓고 무릎의 각도를 둔각이 되게 한다.

④ 발바닥 전체를 바닥에 둔다.

이 방법은 남성용입니다. 좀 거만해 보일 수도 있지만, 피로를 막는다는 관점에서는 최고의 자세입니다. 1번과 2번 모두 얼굴의 위치는 고정하고 상반신은 척추를 써서 정기적으로 움직여주세요. 지지근육에 대한 부담을 줄일 수 있습니다.

POINT

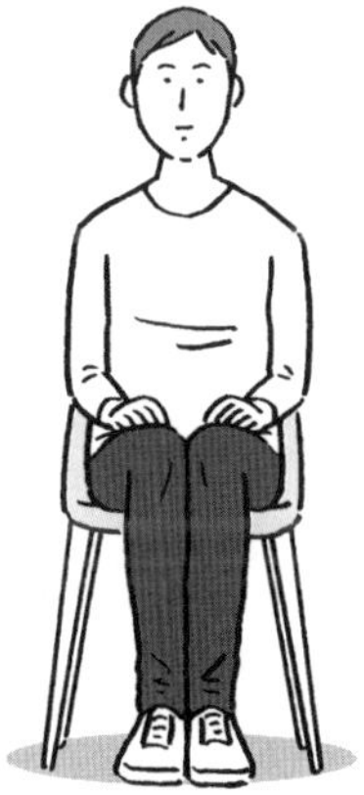

등받이까지 깊숙하게 앉고 양 무릎과 양 발목을 각각 붙인다. 발목을 붙이고 있다면 발은 좌우 어느 방향으로 치우치든 상관없다.

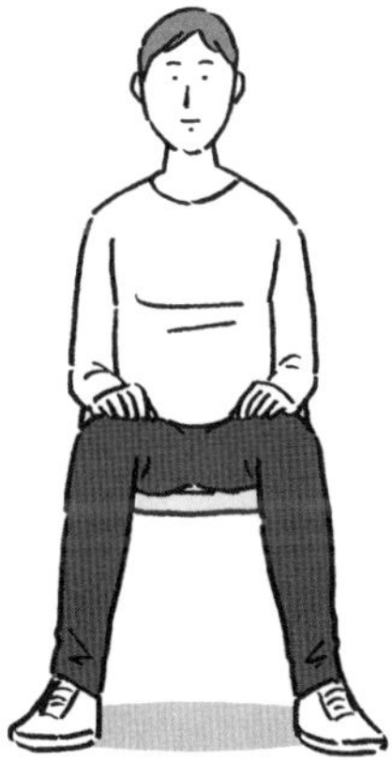

등받이까지 깊숙하게 앉고 양 무릎과 양 발목을 함께 벌려 발바닥 전체를 지면에 둔다. 등받이에 기대지 않는 것이 더 좋은 인상을 줄 수 있다.

BODY MOTION LIFEHACK

011

피곤해지지 않게 의자에 앉는 법

대부분의 낮 시간을 앉아서 보내는 사람이 많습니다. '앉는다'라는 동작은 언뜻 보기엔 쉬는 것처럼 보이지만 심폐 기능만 그런 것이지 나쁜 자세로 앉아있다면 피로가 쌓이는 원인이 됩니다. 여기에서는 의자에 앉는 방법을 소개합니다.

몸에 부담을 주지 않고 앉는 법

① 무릎 뒤쪽이 의자에 살짝 닿는 위치에 선다.

② 의자와의 거리감을 확인하면서 등받이까지 깊이 앉는다.

앉을 때 무릎 뒤쪽과 의자의 거리가 멀면 얕게 앉게 됩니다. 얕게 앉으면 무릎이 예각으로 구부러지고 발가락을 꺾어서 지탱하는 자세가 되기 쉽습니다.

'무릎이 예각', '발가락이 꺾인' 상태는 근육을 긴장시키기 때문에 피로를 부르는 큰 원인이 됩니다. 등받이까지 깊이 앉으면 무릎이 자연스럽게 둔각(90도 이상)이 됩니다.

앉는 단계에서 의자에 깊숙이 앉는 것이 '피곤해지지 않게 앉는 법'의 기본이 됩니다.

POINT

무릎 뒤쪽이 의자에 살짝 닿는 위치에 서서 등이 등받이에 닿도록 깊숙이 앉는다. 얕게 앉는 것은 피로가 쌓이는 원인이 되므로 좋지 않다.

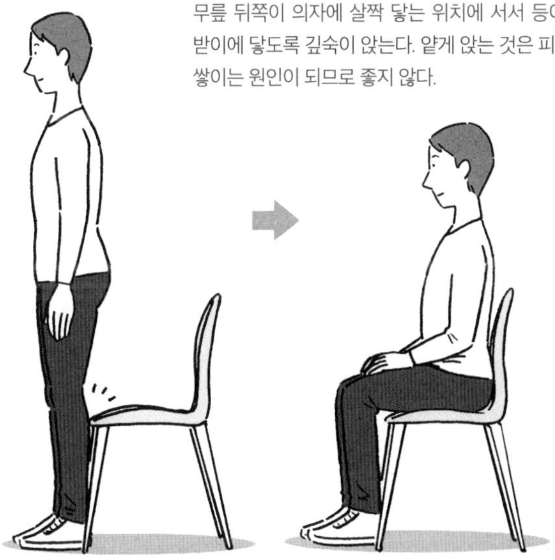

BODY MOTION LIFEHACK

012

컴퓨터 작업의 효율성을 높이는 손목 사용법

컴퓨터 작업을 하면 금방 어깨가 뻐근해지거나 피곤해진다면 혹시 키보드를 칠 때 손목이 손등 쪽으로 꺾이지 않는지 확인해보세요.

작업의 가까운 위치인 팔목이 꺾이면 팔 안쪽에 있는 척골이나 요골같은 뼈가 교차하게 되고 이로 인해 최종적으로는 먼 위치에 있는 어깨로까지 부담이 미치게 됩니다. 이것이 어깨 결림이나 상체 피로의 원인이 되는 것입니다.

이를 해소하려면 컴퓨터를 놓는 장소의 높이를 바꾸거나 의자의 높이를 조절하여 키보드를 칠 때 손목이 펴지도록 환경을 만드는 것이 필요합니다.

키보드와 마찬가지로 마우스를 사용할 때도 손목이 꺾이지 않도록 하세요. 별것 아닌 것 같지만 손목을 꺾는 것이 일상화되면 어깨 주위의 근육은 늘 긴장 상태가 됩니다.

그런 상태에서는 업무 성과를 높이기 힘들 것입니다. 일급 장인은 자신이 가장 쓰기 편한 장소에 공구들을 배치하여 최대한 힘을 낭비하지 않기 때문에 높은 집중력으로 작업에 임할 수 있습니다.

이와 마찬가지로 컴퓨터 주변의 환경을 정돈하는 것은 일하는 사람에게 꼭 필요한 '비즈니스 스킬'이라고 할 수 있습니다.

POINT

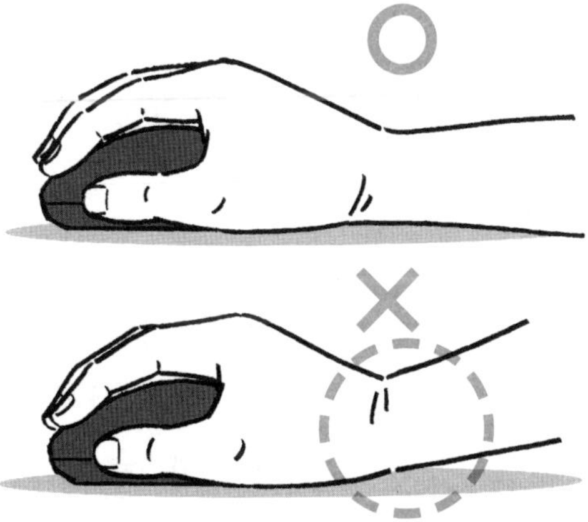

컴퓨터로 작업을 할 때는 손목이 손등 쪽으로 꺾이지 않게 하는 것이 중요. 손목이 꺾이면 어깨 결림이나 상반신 피로의 원인이 된다.

BODY MOTION LIFEHACK

013

술술 써 내려갈 수 있게 펜 잡는 법

연필이나 펜으로 글씨를 쓸 때도 컴퓨터와 마우스를 조작할 때와 마찬가지로 손목을 손등 쪽으로 꺾지 않고 쓰는 것이 중요합니다.

손이 피곤한 사람은 대부분 새끼손가락 밑의 볼록한 부분(소지구)를 종이에 털썩 내려놓고 손목을 손등 쪽으로 꺾고 몸을 앞으로 기울인 채 펜 끝을 들여다보며 쓰고 있습니다. 들여다봐야 펜 끝이 보이기 때문입니다.

학교 다닐 때 연필로 글씨를 쓰면 소지구가 까매졌던 사람은 아마 이 방법으로 연필을 잡았을 것입니다. 이 방법은 손목이 꺾인 것에 더해 앞으로 기운 자세로 인해 중력으로 인한 손상을 정면으로 받게 됩니다. 그래서 손 뿐만 아니라 전신이 피로해지기 쉽습니다. 또 펜 끝을 들여다보는 것은 난시의 원인이 되기도 합니다.

피곤해지지 않게 펜 잡는 법

① 새끼손가락으로 펜을 잡은 손을 지탱한다

(소지구는 가능한 종이에 덜 붙이는 느낌으로 쓴다).

② 손목을 편다.

③ 몸을 앞으로 숙이지 않아도 펜 끝이 보이도록 한다.

이것을 의식하면 좋은 자세를 유지할 수 있고 글씨를 쓸 때 누르는 정도도 적당해지므로 손과 몸이 쉽게 피로해지지 않습니다.

POINT

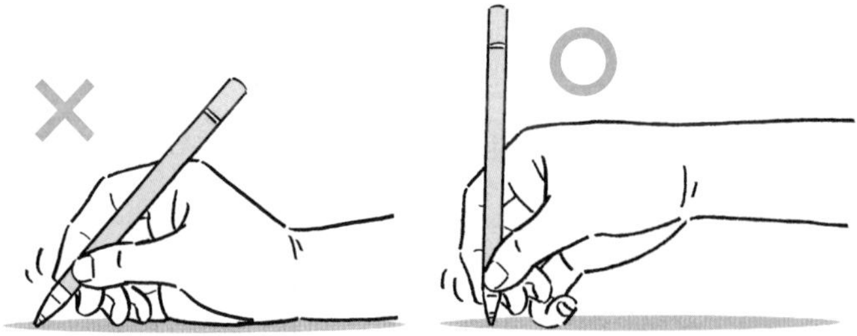

펜을 잡을 때는 손목이 손등 쪽으로 꺾이지 않게 하는 것이 중요. 몸을 앞으로 숙이고 글씨를 쓰는 것은 전신 피로의 원인이 된다.

BODY MOTION LIFEHACK

014

하루에 10권도 거뜬한 피곤해지지 않는 속독 자세

책상에 앉아 자료나 책을 읽을 때도 기본적으로 '피곤해지지 않게 앉는 법'을 유지하도록 노력해보세요. 책상 위에 자료나 책을 놓고 읽으려고 하면 머리가 앞으로 나와 새우등이 되어버립니다. 눈높이를 낮추지 않아도 되도록 양손에 들고 읽는 것이 좋습니다.

다만 책이나 자료를 양손에 들고 눈높이에서 읽으려고 하면 이번에는 들고 있는 손 근육이 피로를 일으키게 됩니다. 그래서 추천해 드리는 것이 책상 위에 받침대 같은 것을 놓고 그 위에 책이나 자료를 든 손을 올려놓는 자세입니다. 이때 손목은 폅니다.

또 책이나 자료를 항상 몸 정면에 놓으면 근육이 긴장되기 때문에 정기적으로 오른쪽이나 왼쪽으로 위치를 이동하면 덜 피곤해집니다.

이 자세라면 '피곤해지지 않게 앉아있는 법'을 유지하면서 수월하게 읽어나갈 수 있습니다.

스마트폰을 조작할 때도 방식은 같습니다. 기본적인 '피곤해지지 않게 앉아있는 법'을 유지하고 새우등이 되지 않고 손목이 꺾이지 않도록 주의합니다.

스마트폰 역시 정면뿐만 아니라 오른쪽이나 왼쪽으로 이동하면서 조작하면 피로를 줄일 수 있습니다.

POINT

책상에서 자료나 책을 읽을 때는 눈높이에 맞추는 것이 중요하다. 받침대 같은 것을 활용해서 손목을 펴고 읽도록 하자.

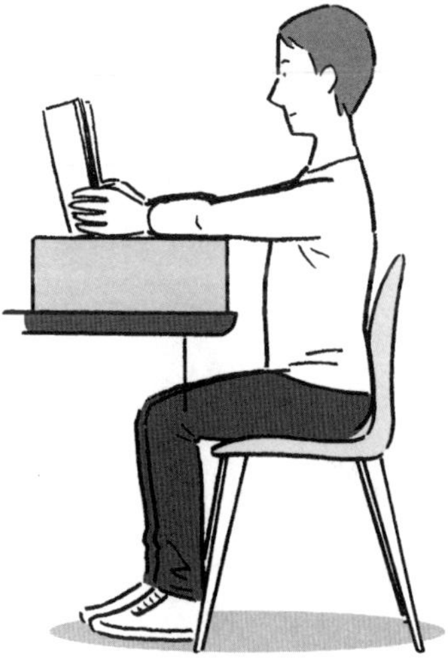

BODY MOTION LIFEHACK

015

허리 삐끗하지 않게 뒤돌아보는 법

책상에서 일하다가 누가 불러서 뒤돌아볼 때가 있습니다. 피로가 누적되어 있을 때 앉은 상태로 몸을 비틀면서 돌아보면 허리를 삐끗할 위험이 있으므로 주의해야 합니다.

골격적으로 어깨선과 골반선이 평행한 상태가 '피곤해지지 않게 앉는 법'의 조건 중 하나입니다. 그러나 그 상태에서 목만 비틀면서 돌아보려고 하면 한쪽 어깨가 치켜 올라가면서 어깨선과 골반선의 평행이 무너집니다. 그러면 등에 큰 부담이 가해져서 허리를 삐끗할 위험성이 있는 것입니다.

그렇게 되지 않기 위해 기억해둘 것은 돌아볼 때도 항상 어깨와 골반선을 평행하게 유지하려고 의식하는 것입니다. 구체적으로는 뒤돌아볼 때 다음과 같이 합니다.

앉아 있을 때 뒤돌아보는 법(오른쪽으로 돌아보는 경우)

① 몸의 무게 중심을 한차례 왼쪽으로 기울여서 오른쪽 어깨를 약간 올린다(어깨와 골반선은 평행을 유지)

② 그 자세에서 뒤돌아본다.

시도해보면 알겠지만 이렇게 돌리면 등에도 부담이 덜하다는 것을 실감할 수 있을 것입니다. 뒤돌아볼 때 꼭 이 방법을 써보세요.

POINT

몸을 잘못된 방법으로 비틀면 피로나 부상의 요인이 된다. 목뿐만 아니라 상체 전체로 돌아보는 것이 중요하다.

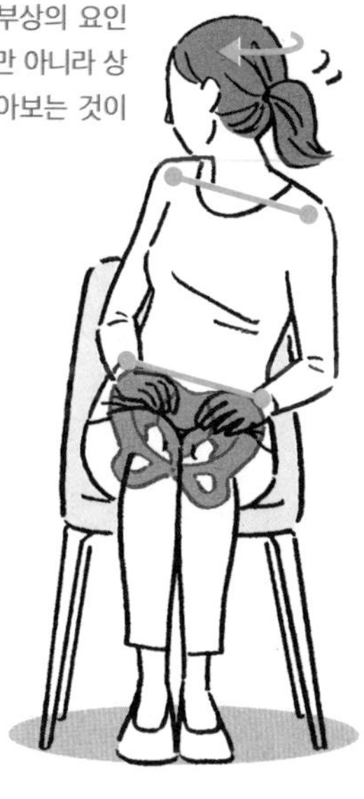

BODY MOTION LIFEHACK

016

체력을 회복시키는 턱 괴는 법

'피곤해지지 않게 앉는 법은 알겠는데 가끔은 편하게 앉아있고 싶어요'라는 생각을 하는 분도 계실 것입니다. 지지근육이 약해진 사람이 '피곤해지지 않게 앉는 법'을 따라하면 오히려 피곤하다고 느낄 수 있습니다.

다만 이 피로는 지지근육이 단련되고 있기 때문에 생기는 '꼭 필요한 피로'입니다. 처음에는 힘들지도 모르지만 지속하다 보면 지지근육이 단련되어서 앉아있을 때 피곤해지는 일이 눈에 띄게 줄어듭니다.

하지만 이때 착각하면 안 되는 것이 있습니다. 계속 같은 자세로 앉아있는 것은 그것 자체가 피로의 원인이 된다는 것입니다.

기본은 '피곤해지지 않게 앉는 법'을 실천하면서 '적당하게 다른 자세로 바꿔가며 앉는' 것입니다. 이렇게 하는 것이 근육의 피로를 줄일 수 있습니다.

가끔은 느슨하게 앉으세요. 앉아있을 때 점점 새우등이 된다 싶으면 과감히 몸을 앞으로 숙이고 턱을 괴고 앉아 보세요.

새우등인 채로 중력의 영향을 직접 받는 것보다 턱을 괴서 그 부담을 분산시키는 것이 몸에 좋습니다. 턱을 괼 때는 '가위바위보의 바위 손으로 턱을 지탱'합니다. 또 좌우의 손을 균형있게 사용하는 것이 바람직합니다.

POINT

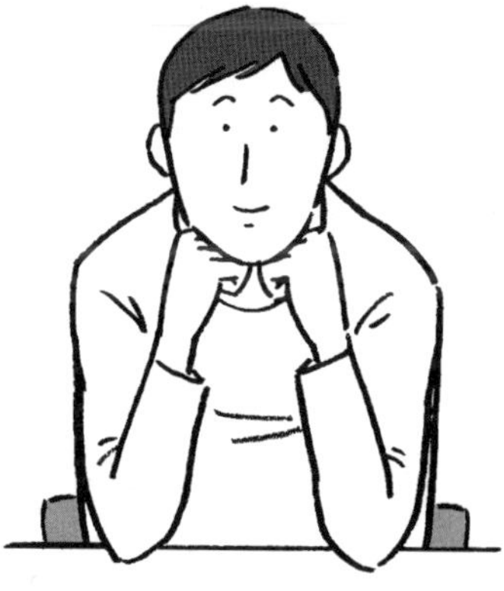

'피곤해지지 않게 앉는 법'이라도 같은 자세를 지속하는 것은 좋지 않다. 턱을 괴고 편안하게 앉아있고 싶을 때는 주먹으로 턱을 지탱하도록 한다.

BODY MOTION LIFEHACK

017

집중력을 유지할 수 있게 앉는 법

오후에 졸음이 몰려와 일에 집중이 안된다면 의자 대신 짐볼에 앉아보세요. 짐볼에 앉으면 등줄기가 곧게 펴져서 앉는 자세가 강제로 좋아집니다.

자세가 좋으면 기도가 열려 호흡이 깊어집니다. 깊은 호흡으로 산소를 충분히 마시면 뇌가 맑아져서 매사에 집중력이 올라갈 것입니다.

또 짐볼을 사용하면 균형을 잡으려고 상반신이 계속 조금씩 움직이기 때문에 '지지근육'에 부담을 덜 주게 되고 골반의 틀어짐도 교정됩니다.

그래서 의자에 앉을 때도 자연스럽게 '피곤해지지 않게 앉는 법'으로 앉게 되는 것이지요. 나쁜 자세가 도무지 개선되지 않는 사람은 자세 교정을 위해서 의자 대신 짐볼을 이용해보면 좋습니다.

짐볼에 앉는 요령

① 공 중심에 앉아 다리를 어깨 폭으로 벌린다.

② 무릎의 각도는 둔각을 만들고 발바닥 전체를 바닥에 댄다.

③ 골반을 세운다는 느낌으로 있으면 균형을 잡기 쉽다.

좀처럼 업무에 집중하기 어렵다면 꼭 짐볼을 사용해보세요.

POINT

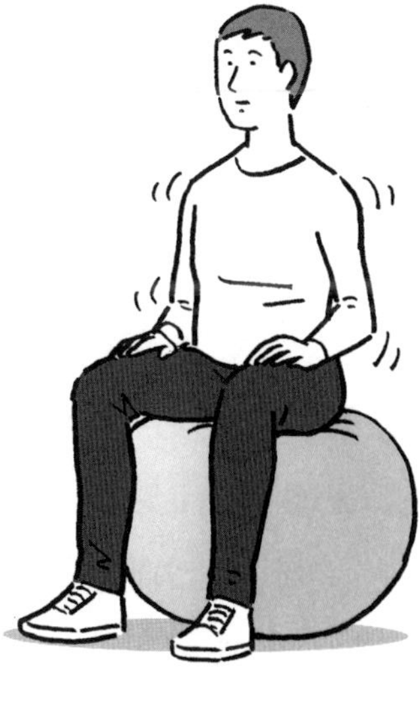

의자 대신 짐볼에 앉으면 '지지근육'이 피로해지지 않으며 골반의 틀어짐도 개선된다.

BODY MOTION LIFEHACK

018

허리에 부담 주지 않고 일어서는 법

의자에서 일어서다가 허리를 삐끗하는 사람이 많습니다. 고개를 앞으로 내밀고 양손으로 무릎을 짚고 '영차'하면서 일어나면 허리에 큰 부담을 줍니다.

지면에 대한 몸의 표면적이 앉아있을 때보다 넓어지므로 중력의 손상을 크게 받게 되는 것이지요.

허리에 부담을 주지 않고 일어서려면 우선 의자의 앞쪽까지 엉덩이를 이동시킵니다. 그리고 앞에 내밀고 있던 발을 가까이 끌어당기면서 수직 방향으로 일어서도록 합니다.

앉아있을 때와 마찬가지로 귀, 어깨, 골반이 일직선 위에 있는 상태에서 일어서므로 위에서 보면 몸의 면적은 '작은' 그대로의 상태입니다. 그러므로 중력의 손상을 최소한으로 억제할 수 있습니다.

이 방법이라면 근육에 힘을 주지 않고 간단하게 일어설 수 있습니다. 힘을 낭비하지 않는다는 의미에서도 유용합니다.

POINT

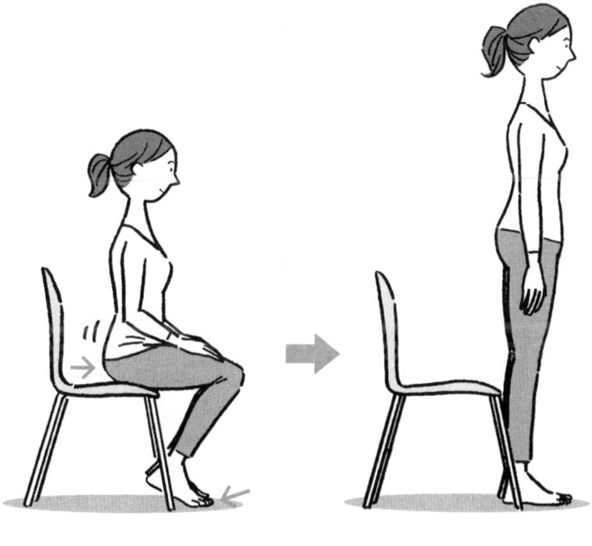

의자에서 일어설 때는 우선 의자의 앞쪽까지 엉덩이를 옮긴 다음 일어서자. 이렇게 하면 힘을 주지 않아도 일어설 수 있다.

BODY MOTION LIFEHACK

019

드라마 정주행해도 피곤해지지 않게 앉는 법

장시간 책상 다리를 하고 있으면 새우등이 되기 쉬울 뿐만 아니라 고관절에 부하가 걸려서 골반이 틀어지므로 요통과 피로의 원인이 됩니다. 따라서 책상 다리로 바닥에 앉을 때는 좌식 의자를 사용하는 것이 좋습니다.

최근에는 재택근무를 하는 회사가 늘어나면서 좌식 의자에 앉아 일하는 사람도 많습니다. 또 휴일에 넷플릭스 등을 통해 드라마 시리즈를 한 번에 몰아서 보는 사람도 있을 것입니다.

좌식 의자에 앉을 때는 등받이에 기댄 다음, 골반을 세워서 깊숙이 앉습니다. 등받이는 직각에 가깝게 세워주세요. 약간 뒤로 젖힐 때도 귀, 어깨 골반이 사선 일직선이 되는 자세를 유지하는 것이 중요합니다.

좌식 의자에 얕게 걸터앉으면 반드시 몸이 앞으로 기울

어진 자세가 되므로 책상 다리를 했을 때와 똑같이 피곤해지기 쉽습니다.

게다가 얕게 걸터앉아서 등받이에 기대는 것은 허리에도 큰 부담을 주므로 피해야 합니다. 좌식 의자를 선택할 때는 앉았을 때 골반이 똑바로 위를 향하고 허리를 펼 수 있는지 확인하세요.

POINT

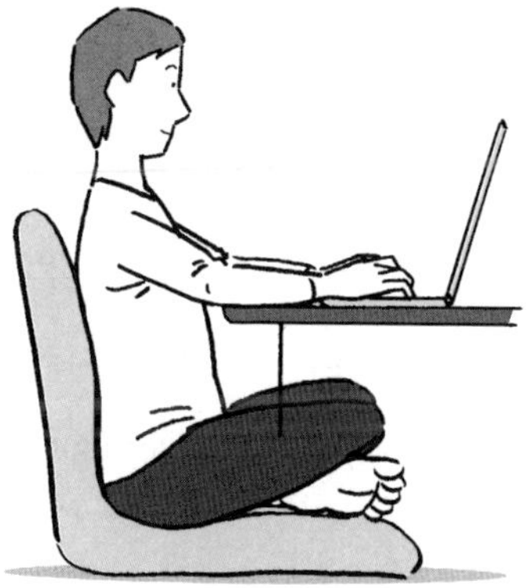

좌식 의자에 앉아 작업할 때는 등받이를 가능한 수직으로 세우고 등받이에 기대듯이 앉는 것이 중요. 앞으로 숙인 자세를 하지 않도록 주의한다.

종류에 따라서는 허리 위치가 너무 낮아져서 허리에 부담을 주는 것도 있습니다.

쿠션이 너무 폭신한 것도 허리 위치가 낮아지므로 추천하지 않습니다. 약간 단단한 것으로 고르세요.

BODY MOTION LIFEHACK

020

음식점에서 편하게 책상다리하는 법

책상다리는 요통이나 피로의 원인이 되므로 가능한 하지 않는 것이 좋습니다. 하지만 음식점에 갔을 때 등 의자나 좌식 의자가 없는 상황도 있을 것입니다.

그럴 때는 엉덩이 밑에 접은 방석이나 쿠션을 깔면 몸에 부담이 줄어듭니다. 가능한 허리의 위치를 높이는 것이 좋으므로 방석이나 쿠션은 접으면 더 좋습니다.

방석이나 쿠션을 깔면 허리의 위치가 다리보다 높아져서 골반을 세우기 쉬워집니다. 일반적인 책상다리는 허리와 발의 높이가 같으므로 인체 구조상 뒤로 넘어가지 않으려고 골반이 뒤로 기울게 됩니다.

하지만 허리의 위치를 높여주면 골반이 세워지기 때문에 허리를 쭉 펼 수 있습니다.

여성 중에는 두 다리를 한쪽으로 모아 옆으로 앉는 것이 습관화된 사람이 있는데 이것은 반드시 고쳐야 합니다. 몸에 좌우 차이가 생겨서 허리에 큰 부담을 주기 때문입니다.

또 무의식적으로 같은 쪽으로 다리를 눕히는 버릇이 생기기 때문에 골반의 틀어짐이 만성화되거나 압박됩니다.

이로 인해 다리의 혈류가 악화되어 건강에도 악영향을 줄 수 있습니다.

오랫동안 다리를 옆으로 모아 앉는 것은 피하도록 합니다.

POINT

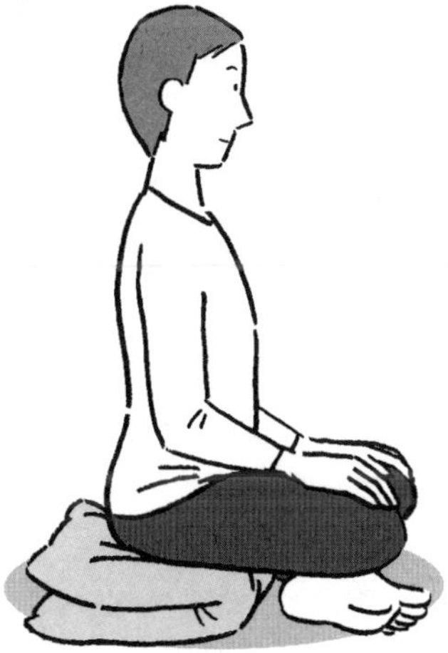

책상다리는 가능한 하지 않는 것이 좋지만 어쩔 수 없는 경우에는 엉덩이 밑에 방석이나 쿠션을 깔아서 발보다 허리의 위치를 높이세요.

BODY MOTION LIFEHACK

021

책상다리에서 쉽게 일어나는 법

책상다리를 했다가 일어설 때 머리를 앞으로 숙이고 양손으로 바닥을 짚고는 '으쌰'하며 근육에 부담을 주면서 일어서지 않나요?

그렇게 하면 의자에서와 마찬가지로 허리에 큰 부담이 가고 또 상당한 근력을 써야 하므로 피곤해집니다. 중력의 부하를 줄이려면 머리의 위치를 최대한 바꾸지 말고 우선 책상다리 상태에서 한쪽 다리를 세우세요.

그런 다음, 수직으로 몸을 일으키면 거의 힘을 들이지 않고도 일어날 수 있습니다.

또 하나의 비법이 있습니다. 정면을 향해서 일어나는 것이 아니라 등을 돌려서 일어나보세요.

왼쪽 발이 앞에 있는 책상다리라면 오른쪽으로 몸을 돌리면서 일어서면 바닥을 오른손으로 살짝 눌러주는 것만으로 간단하게 일어날 수 있습니다. 익숙해지면 손의 도움이 없어도 일어날 수 있어요.

이런 테크닉은 사소하게 느껴질 수 있습니다. 하지만 사소한 나쁜 동작이 쌓여서 피로해지는 것과 마찬가지로 사소한 좋은 동작이 쌓이면 당신은 피로에서 해방될 수 있을 것입니다.

POINT

책상다리를 했다가 일어설 때는 한쪽 발을 세운 다음, 세운 발의 반대 방향으로 몸을 돌리면서 서면 힘을 거의 쓰지 않고 일어설 수 있다.

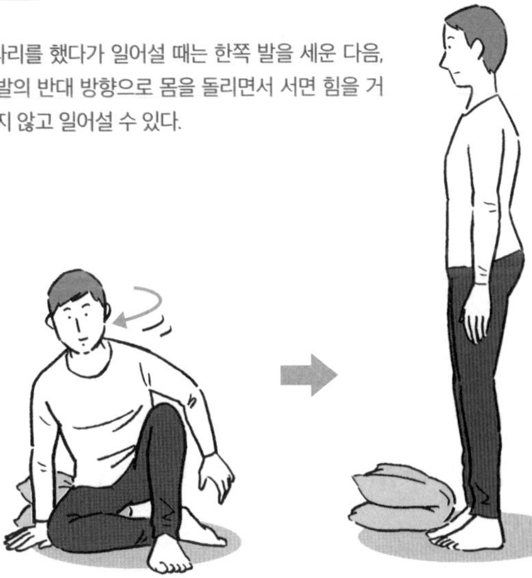

BODY MOTION LIFEHACK

022

발 저리지 않게 무릎 꿇고 앉는 법

요즘은 무릎을 꿇고 앉는 경우가 장례식장 등 격식을 차려야 할 때를 제외하고는 현저하게 줄었습니다. 그래서인지 드물게 무릎을 꿇고 앉을 상황이 생겼을 때 발이 저려서 고생했다는 분이 많습니다.

오랜 시간 무릎을 꿇고 앉았을 때 발이 저린 것은 정강이와 허벅지가 압박되었기 때문입니다. 이것을 피하려면 앉을 때 가능한 엉덩이에 체중이 실리지 않도록 신경을 쓰는 것이 중요합니다.

허리를 쭉 펴고 허벅지 쪽에 무게 중심을 두면 정강이나 허벅지 혈관의 압박이 완화되어서 발 저림이 잘 생기지 않게 됩니다. 이때 포개진 좌우의 발끝이 오른쪽(왼쪽)이 위에 있으면 왼쪽(오른쪽) 허벅지에 체중을 실어줍니다.

다도에서는 무릎을 꿇고 앉는 요령으로 '엉덩이를 띄우

라'고 가르칩니다. 허벅지 안쪽과 종아리 사이에 틈이 생기도록 앉는 것입니다.

이 방법이라면 허벅지 앞면에 부담이 가지만 종아리나 정강이에는 악영향이 없으므로 발 저림이 생기지 않습니다.

또 포개져 있는 좌우의 발끝을 때때로 바꿔주면 발 저림 예방이 됩니다. 이런 요령을 실천하면 이제 발이 저려 당황하는 일은 없을 것입니다.

POINT

무릎을 꿇고 앉을 때는 정강이와 종아리를 압박하지 않도록 발끝을 때때로 바꿔주면 발 저림이 예방된다.

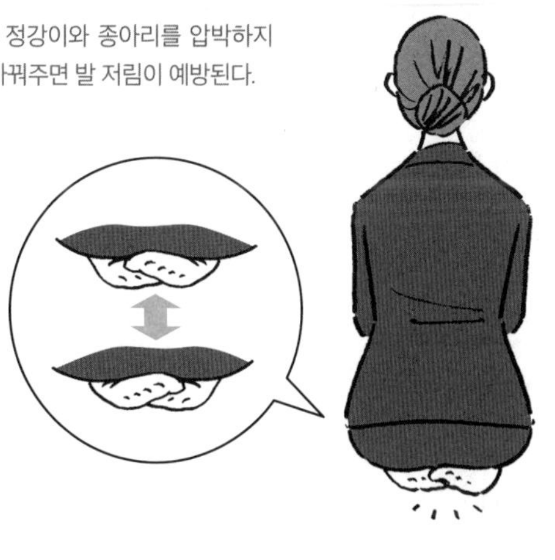

BODY MOTION LIFEHACK

023

발 저릴 때 긴급 대처법

갑작스럽지만 여기서 퀴즈입니다.

무릎을 꿇고 앉았을 때 발이 저리다면 어떻게 해야 빨리 나을 수 있을까요?

A. 종아리를 손바닥으로 두드린다.

B. 종아리를 손가락으로 꾹 압박한다.

C. 종아리를 흔든다.

답은 B '압박한다'입니다. 발 저림은 혈류의 악화로 인해 일어나므로 혈류를 개선하면 발 저림도 사라집니다.

종아리 전체를 꾹 쥐듯이 압박했다가 손을 확 떼는 것을 반복하면 종아리의 펌프 기능이 회복되어(혈류가 개선되어) 발 저림이 해소됩니다.

발이 저린 상태로 걸으면 발목을 삐끗하거나 생각지 못

한 부상을 입을 수 있으니 주의합니다. 만약 발이 저리다면 '압박한다'라는 처치법을 기억해주세요.

무릎을 꿇었다가 일어설 때도 머리를 앞으로 숙이고 바닥에 손을 짚고 일어나면 몸이 피곤해집니다. 그래서 이 방법을 추천하고 싶습니다.

무릎을 꿇고 앉은 상태에서 양 무릎을 바깥쪽으로 벌린 다음, 무릎을 세워서 일어나면 누구나 손을 쓰지 않고 일어설 수 있어요.

놀랄 만큼 간단합니다. 동작 하나로 피로도가 확 줄어드는 것을 실감할 수 있습니다. 꼭 한 번 해보세요.

POINT

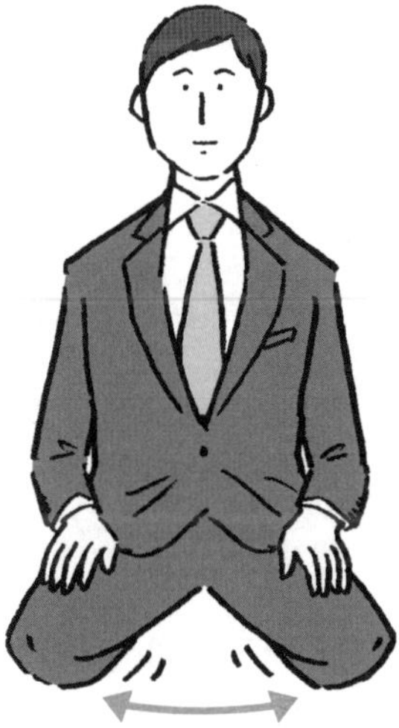

무릎을 꿇고 앉았다가 일어설 때는 양 무릎을 바깥쪽으로 벌린 다음, 무릎을 세우고 몸을 일으키면 손을 사용하지 않고 일어설 수 있다.

BODY MOTION LIFEHACK

024

허리에 부담주지 않고 침대에서 일어나는 법

침대에서 몸을 일으킬 때 허리에 큰 부담을 주는 경우가 많습니다. 천장을 보고 누웠을 때 허리가 젖혀지는 (허리의 뒤쪽에 틈이 생긴다) 사람은 골반이 앞쪽으로 기울어져 있으므로 요통이 생기기 쉽습니다(이미 생겼다는 분들이 많겠지요).

그런 사람이 반동을 이용해서 벌떡 일어나면 허리를 삐끗할 수 있습니다. 일어나기 전에 다음의 포즈를 5분 정도 해보세요. 다치지 않고 일어날 수 있습니다.

허리 삐끗하지 않게 일어나는 법

① 양 발바닥을 맞댄다.

② 양 무릎을 세웠다가 벌린다.

보기에는 개구리 다리 같은 자세입니다. 이 자세를 하면 자는 동안 긴장되었던 허리의 근육이 풀립니다. 그 후에 정면이 아니라 옆쪽으로 몸을 돌려서 일어납니다.

옆으로 누워서 자는 분도 같은 자세를 한 다음에 천천히 일어나면 허리에 손상을 주지 않습니다.

POINT

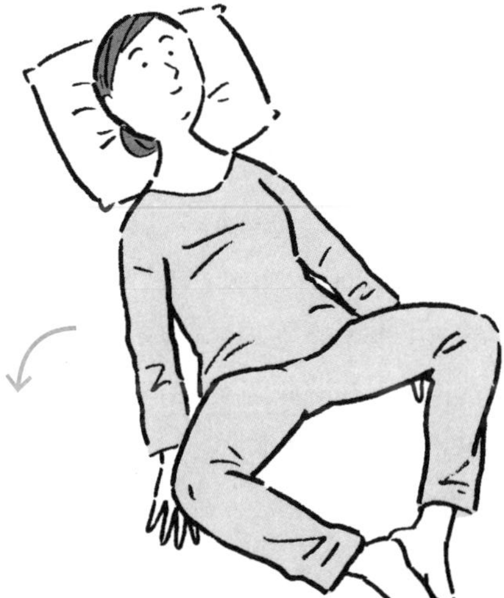

침대나 바닥에서 일어날 때는 갑자기 몸을 일으키지 않는다. 먼저 양 발바닥을 맞대고 양 무릎을 세웠다가 벌린 후에 천천히 일어난다.

COLUMN 2

아프리카 달리기 선수의 지구력이 강한 이유

마라톤이나 장거리 달리기 세계대회에서 케냐와 에티오피아 선수들이 메달을 독식하는 경우가 많습니다. 그들의 지구력이 높은 이유 중 하나는 '뒤통수 모양'에 있다고 생각합니다.

케냐와 에티오피아 선수들의 뒤통수는 둥근 형태입니다. 뒤통수가 둥글면 자연스럽게 기도가 열리기 때문에 효율적으로 산소를 흡수할 수 있습니다.

반면에 아시아 선수들은 뒤통수가 절벽인 사람이 많아 턱을 당겨야 산소를 잘 흡수할 수 있습니다. 그래서 지쳐서 턱이 올라가면 지구력이 떨어집니다.

왜 아프리카 선수들의 후두부는 둥글까요? 그 이유 중 하나는 아기를 안거나 업는 경우가 많아 바닥에 눕혀놓는 시간이 적기 때문이라고 합니다. 요즘은 아기를 똑바로 눕혀서 재우는 사람이 많으므로 뒤통수가 절벽이 되어버립니다. 만약 아이를 장거리 달리기 선수로 키우고 싶다면 가능한 안거나 업는 시간을 늘리는 것을 추천합니다.

PART 3

걷기

BODY MOTION LIFEHACK

025

피곤해지지 않게 걷는 법

평소에 자신이 어떻게 걷고 있는지 떠올려보세요. 혹시 발뒤꿈치부터 착지하고 있지 않나요? 이렇게 걷는 것이 '올바른 걷는 법'이라고 믿는 사람이 많습니다. 하지만 이런 걸음걸이는 인체의 구조에 위배되는 것입니다.

그래서 걷기만 해도 지치는 것입니다. 이번 PART 3을 통해 여러분의 '걸음걸이에 대한 상식'이 완전히 바뀔 것입니다.

대부분 발뒤꿈치로 착지하고 발가락 관절을 구부리며 힘을 주고 발을 앞으로 내밉니다. 이렇게 움직이면 발목의 각도가 착지해서 발을 내밀기 직전에 예각(90도 이하)이 됩니다. 발목이 예각이 된다는 것은 한 걸음 앞으로 나갈 때마다 종아리 근육이 긴장한다는 것입니다.

종아리의 긴장은 혈류를 악화시켜 피곤과 통증의 원인

이 됩니다. 또 가랑이를 넓게 벌리면서 성큼성큼 걸으면 발뒤꿈치에 가해지는 충격이 세져서 발목이 더 예각이 되기 때문에 더 빨리 피곤해집니다.

즉 '피곤해지지 않게 걷는 법'의 기본은 발뒤꿈치로 착지하지 않는 것과 성큼성큼 걷지 않는 것입니다. 구체적인 방법은 다음과 같습니다.

피곤해지지 않게 걷는 기본 방법

① 골반 폭(골반의 가로 너비)으로 걷는다.

② 앞으로 내딛는 발을 살짝 끌어올린 다음, 몸을 약간 앞으로 이동한다.

③ 발꿈치부터가 아니라 발바닥 전체로 착지한다(이때 발가락으로 지면을 움켜잡듯이). 동시에 뒤에 남은 발을 쓱 끌어 올린다(이때 발목을 편다).

④ 항상 착지하는 발에 몸의 무게 중심이 오게 한다(귀, 어깨, 골반, 착지한 발을 일직선 위에 둔다).

골반 폭을 측정하는 법을 알려드릴게요. 먼저 양발 발

뒤꿈치를 붙인 상태에서 발끝을 가능한 V자로 벌립니다. 발끝을 벌린 위치에 고정한 다음, 양발이 평행이 되도록 발뒤꿈치를 벌립니다. 그 가로 너비가 골반 폭입니다.

평소 걷는 것보다 양발 사이가 많이 떨어져 있는 것 같은 느낌이 들 수도 있습니다. 하지만 다리뼈를 똑바로 움직이려면 골반 폭이 가장 이치에 맞는 가로 너비입니다.

◆ 피곤해지지 않게 걷는 법의 포인트

이 보행 방법의 포인트는 '발뒤꿈치부터 착지하지 않는다', '발가락으로 지면을 움켜잡는다'라는 것입니다. 이렇게 하면 발목의 각도가 예각이 되는 것을 방지할 수 있습니다.

인류는 태고 때부터 이렇게 걸어왔습니다. 발뒤꿈치로 착지하게 된 것은 현재와 같은 밑창이 두꺼운 신발이 생기고 도로가 정비되어서 발바닥 전체로 착지하지 않아도 걸을 수 있는 환경으로 변화했기 때문입니다.

인류는 긴 역사 속에서 바윗길이나 제대로 만들어지지 않은 길을 계속 걸어왔습니다. 이러한 지독한 환경에서

'발뒤꿈치부터 착지하며 걷는다'는 것은 불가능합니다. 발바닥 전체로 확실히 지면을 잡아야만 균형을 잡을 수 있기 때문입니다.

즉, 인간의 몸은 골격적으로 '발뒤꿈치부터 착지하며 걷도록 만들어져 있지 않다'는 것입니다. 현대인이 '발뒤꿈치부터 착지하면서 걸으면 지친다'는 이유는 여기에 있습니다.

이 방법으로 걸으면 보폭이 평소보다 좁아집니다. 그래서 속도가 나지 않는 것처럼 느껴질지도 모릅니다. 하지만 이 보폭이야말로 원래 인간에게 맞는 보폭이라고 할 수 있습니다. 속도를 내고 싶을 때는 보폭을 늘리지 말고 한발 한발의 속도를 올리도록 하세요.

POINT

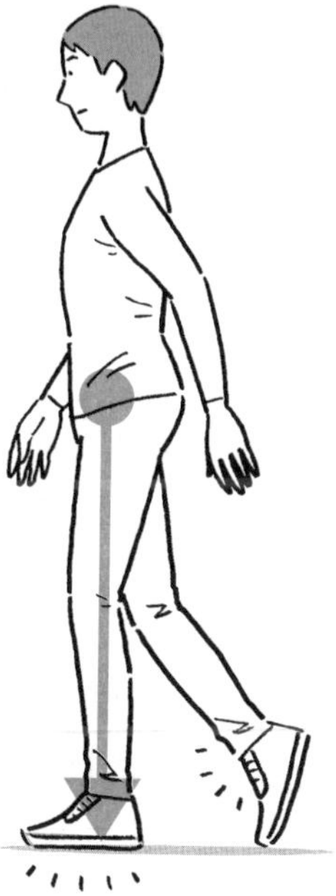

피곤해지지 않게 걷는 기본 방법은 발뒤꿈치가 아닌 발바닥 전체로 착지하는 것이 중요. 이렇게 걷는 것이야말로 인류의 몸에 적합한 본래의 걸음걸이다.

BODY MOTION LIFEHACK

026

힐을 신고도 피곤해지지 않고 세련되게 걷는 법

'피곤해지지 않게 걷는 기본 방법'은 운동화나 구두 등을 신고 있을 때 적합한 방법입니다. 굽이 높은 펌프스를 신었을 때 골반 폭으로 걷는 것은 안쪽이나 바깥쪽으로 발목이 꺾이기 쉬워서 안정적이지 못하므로 추천하지 않습니다. 보기에도 좋지 않을 것입니다. 힐을 신었을 때는 다음과 같은 방법으로 몸에 주는 부담을 줄여보세요.

힐을 신고 걷는 법

① 한 줄의 선 위를 걷는다는 느낌으로

② 골반을 상하로 움직여서 다리를 끌어올린다

(가능한 다리 근육을 쓰지 않는다).

③ 몸 무게 중심에 엄지발가락이 오도록 발을 딛는다

(이때 귀, 어깨, 골반, 발이 일직선이 되도록).

④ 척추를 좌우로 살짝살짝 흔들며 머리 위치가 바뀌지 않도록

패션 모델은 이 방법으로 걷습니다. '골반을 움직인다', '척추를 살짝 흔든다'는 것에 익숙하지 않은 사람은 연습이 필요하지요. 하지만 이 보행법을 습관화하면 피곤해지지 않는 것은 물론, 보기에도 아름답고 세련된 인상을 줍니다. 평상시에 힐을 자주 신는 사람은 꼭 배워두세요.

POINT

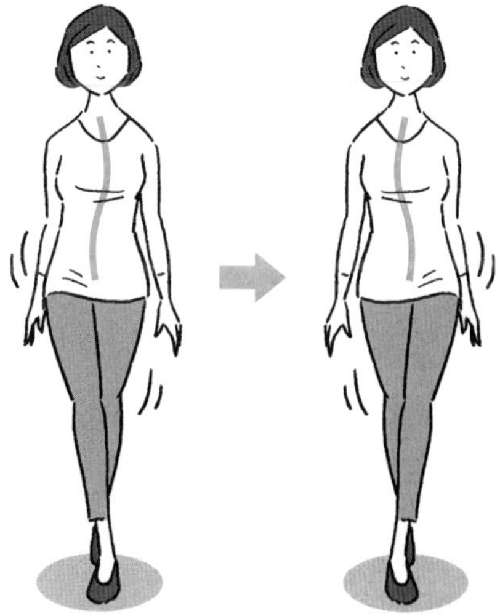

힐을 신고 걷는 경우에는 선이 한 줄 그어져 있다고 생각하고 그 위를 걷는다는 느낌으로 척추를 살짝살짝 흔들며 걷는다.

BODY MOTION LIFEHACK

027

가파른 오르막길도 수월하게 걷는 법

언덕길을 평지처럼 걸으면 앞으로 내민 다리 근육에 힘을 주고 버티게 되므로 피로도가 배가됩니다. 하지만 걷는 법을 조금 바꾸면 몸이 가벼워져서 언덕길도 수월하게 올라갈 수 있어요.

피곤해지지 않게 오르막길을 걷는 법

① 골반 폭에서 발을 'V자'로 벌린다.

② 발목은 90도로 고정한다.

③ 골반을 위아래로 움직이며 걷고 가급적 다리 근육을 쓰지 않는다.

노르딕 스키 선수가 스키판을 'V자'로 벌리고 올라갈 때와 같은 느낌으로 걷습니다. 발끝이 바로 정면을 향하면 언덕길에서의 발목은 반드시 예각이 됩니다.

하지만 'V자'로 벌리면 이것을 막을 수 있습니다.

종아리에 주는 손상이 경감되므로 다리가 땡땡해지는 일도 없을 것입니다.

POINT

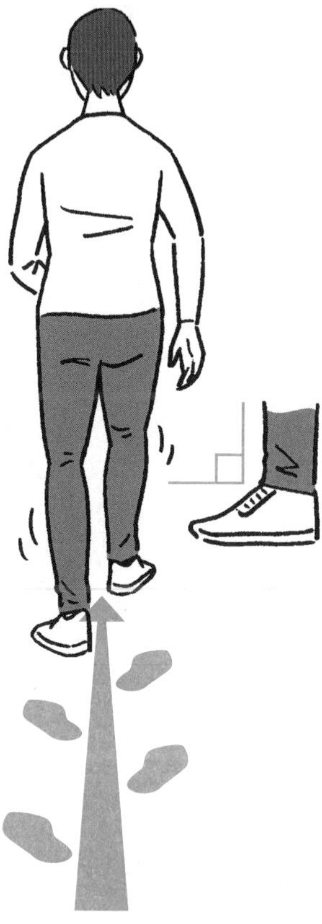

오르막을 걸을 때 골반 폭에서 발을 'V자'로 벌리고 골반을 상하로 움직이면서 걸으면 종아리에 가해지는 손상을 줄일 수 있다.

BODY MOTION LIFEHACK

028

다음날 근육통 생기지 않게 내리막길 걷는 법

내리막길을 걷는 것은 만만하게 생각하기 쉽습니다. 하지만 그것은 올라가는 것보다 숨은 덜 차지만 근육이나 관절은 중력의 영향으로 오히려 손상되기 쉽습니다.

등산한 다음 날 근육통은 산을 오를 때가 아닌 내려올 때의 보행으로 발생합니다.

또한 내리막길을 걸을 때는 무릎을 다치기 쉽습니다. 몸에 악영향을 덜 주면서 내리막길을 걷는 법을 기억해두세요.

피곤해지지 않게 내리막길 걷는 법

① 골반 폭으로 걷는다.

② 골반을 낮추면서 발끝부터 착지하는 느낌으로 걷는다.

③ 앞으로 기운 자세가 되지 않게 주의한다(몸의 축을 일직선으로).

골반 폭보다 안쪽으로 발을 디디면 안정감을 잃게 되어 무릎을 다칠 수 있습니다.

발가락을 고양이처럼 오므려 지면을 꽉 움켜잡으면서 앞으로 나가면 수월합니다. 또 될 수 있으면 다리 근육은 쓰지 않고 골반을 움직여서 내려간다는 느낌으로 걷습니다.

'피곤해지지 않게 걷는 법'이지만 평지인가, 오르막인가, 내리막인가로 걷는 방법이 달라집니다. 조금씩 생활 속에서 실천해보세요.

POINT

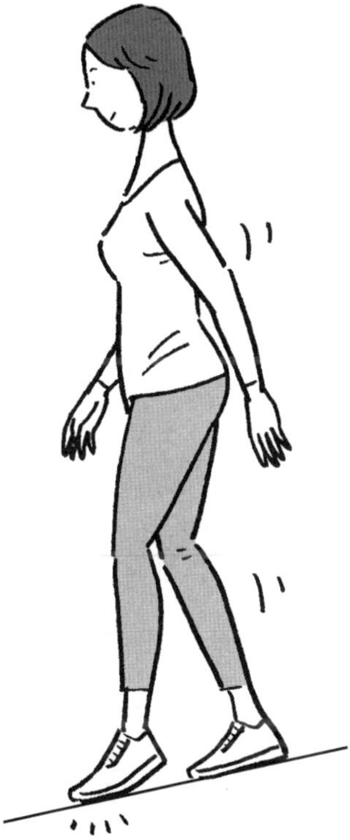

내리막길을 걸을 때는 발끝부터 착지하는 느낌으로. 실제로는 오르막보다 내리막이 몸에 주는 부담이 크기 때문에 악영향을 줄이면서 내려가는 법을 익혀보세요.

BODY MOTION LIFEHACK

029

피곤해지지 않게 계단 오르는 법

긴 계단을 다 오르고 나면 기진맥진한 상태가 되지 않나요? 많은 사람이 허벅지 근육에 부담을 주면서 계단을 올라갑니다. 그러니까 지치는 것이 당연합니다. 올라가는 방법을 배워두면 긴 계단도 훌훌 가볍게 올라갈 수 있습니다.

피곤해지지 않게 계단 오르는 법

① 좌우 발이 착지하는 위치를 골반 폭보다 넓게 둔다.

② 발바닥 전체로 착지한다.

③ 좌우 골반을 차례로 끌어올리면서 계단을 올라간다.

④ 동시에 척추를 부드럽게 굽히고 머리 위치를 중심에 유지한다.

이처럼 '골반'과 '척추'를 사용해서 올라가면 허벅지 등의 다리 근육을 필요 이상으로 사용하지 않아도 됩니다.

하이힐을 신고 걷는 방법과 마찬가지로 골반의 움직임과 척추의 움직임을 연동시켜서 리드미컬하게 올라가세요.

평소에 다리 근력만으로 계단을 올라가던 사람은 골반과 척추가 고정된 동작에 익숙해져 있으므로 이 동작을 습득하기가 쉽지 않을 것입니다.

하지만 일단 익혀두면 이렇게 쉽게 올라가는 방법도 없습니다. 평생의 재산이 될 테니 꼭 연습해보세요.

POINT

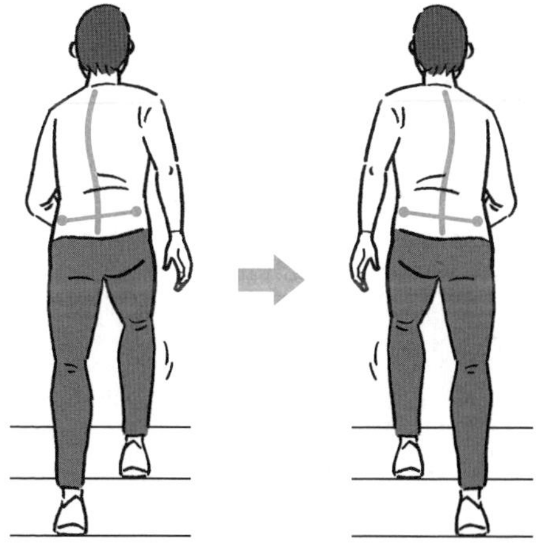

계단을 올라갈 때는 발이 착지할 위치를 골반 폭보다 넓게 두고 '골반'과 '척추'를 이용해서 올라가면 다리 근육을 필요 이상으로 사용하지 않아도 된다.

BODY MOTION LIFEHACK

030

다리에 충격을 덜 주면서 계단 내려가는 법

계단을 내려갈 때도 올라갈 때와 마찬가지로 다리를 골반 폭보다 넓게 벌리고 발끝부터 내려가도록 합니다. 골반의 좌우를 위아래로 움직여서 골반의 움직임으로 발을 내린다는 느낌입니다.

이 방법으로 내려가면 상체가 안정되어 다리 근육의 손상을 피할 수 있습니다. 발을 놓는 위치가 몸의 중앙이 되어버리면 내려가면서 상체가 불안정해져서 굴러떨어질 위험이 커집니다. 특히 고령이신 분은 주의하세요.

계단을 내려가는 것은 근육에 부하가 걸리지 않는 것처럼 느껴지지만 그렇지 않습니다. 가노야 체육대학 스포츠생명과학계열 교수인 야마모토 마사요시 씨의 연구에 따르면 평지와 계단 오르기는 물론 조깅과 비교해 보아도 계단 내려갈 때가 다리에 더 충격을 준다고 합니다.

어떤 실험에서 약 600계단이 있는 도쿄 타워의 계단을 '올라가는 팀'과 '내려가는 팀'으로 나눴더니 '내려가는 팀'에만 다음날 근육통과 피로가 남아있었다고 합니다. 즉 계단을 내려갈 때는 올라갈 때 이상으로 몸에 주는 손상을 경계할 필요가 있다는 것입니다. 여기서 알려드린 내려가는 법을 실천해보세요.

POINT

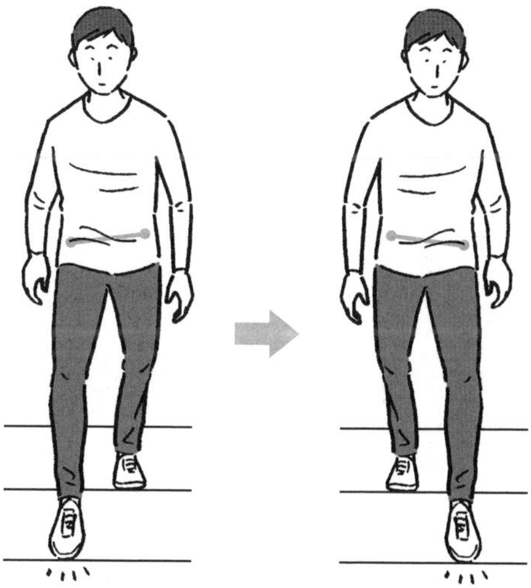

계단을 내려갈 때는 발이 착지하는 위치를 골반 폭보다 넓게 두고, 발끝부터 착지하도록 하자.

BODY MOTION LIFEHACK

031

젖은 타일이나 빙판길에서 넘어지지 않게 걷는 법

비에 젖은 타일 위나 눈이 녹았다 언 빙판길을 걷다가 미끄러진 경험이 있을 것입니다. 넓은 보폭으로 걸으면 몸의 무게 중심이 뒤로 젖혀지기 십상입니다. 게다가 발꿈치부터 착지해버리면 지면과 닿는 면적이 적은 만큼 미끄러져 무게 중심이 있는 뒤쪽으로 넘어지게 되는 것입니다.

눈이 많이 오는 지역에 사는 분은 경험상 알고 계시겠지만 미끄러지지 않으려면 '발바닥 전체로 착지한다', '보폭을 좁게 하고 종종걸음으로 걷는다'를 기억해두세요.

착지한 발 위에 몸통이 오도록 하면 무게 중심이 바로 아래에 위치하기 때문에 미끄러지지 않고 앞으로 나아갈 수 있습니다.

즉 106쪽에서 알려드린 '피곤해지지 않게 걷는 법'을 종종걸음으로 실천하면 비에 젖은 타일 위든, 빙판길에서

든 넘어질 위험 없이 걸을 수 있습니다.

참고로 '피곤해지지 않게 걷는 법'은 모래사장을 걸을 때도 도움이 됩니다.

모래사장을 발뒤꿈치로 착지하면서 걸으면 발이 빠져서 걷기 힘들지만 '피곤해지지 않게 걷는 법'으로 걸으면 문제없습니다.

또 운동화를 신었을 경우, 신발 속에 모래가 들어가서 스트레스를 받는데 발바닥 전체로 착지하면 모래도 잘 들어가지 않는답니다.

여름철에도, 겨울철에도, 장마 때도 '피곤해지지 않게 걷는 법'을 익혀두면 아주 편리하지요.

POINT

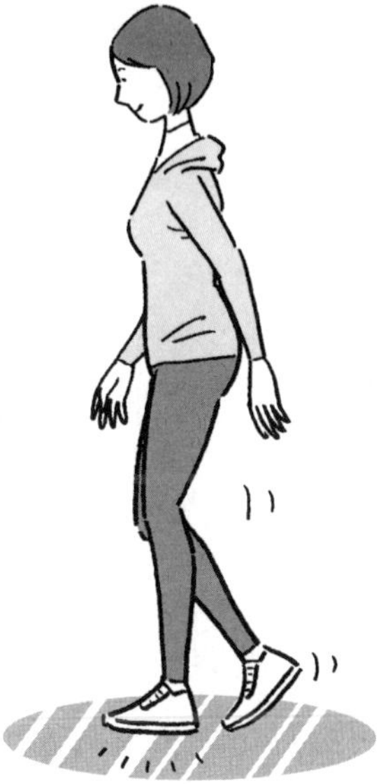

빙판길이나 눈길 등에서 미끄러지지 않으려면 '발바닥 전체로 착지'할 것과 '종종걸음으로 걷는다'는 것이 중요. '피곤해지지 않게 걷는 법'을 익혀두면 미끄러지지 않고 걸을 수 있다.

PART 1 PART 2 PART 3 걷기 PART 4 PART 5 PART 6 PART 7 PART 8 PART 9 PART 10 PART 11

BODY MOTION LIFEHACK

032

외근 부담이 가벼워지는 걸음걸이 요령

외근이 잦은 영업직 직원에게 장시간 걸어도 지치지 않을 방법을 알려달라는 질문을 받은 적이 있습니다. 아쉽게도 단 하나의 피곤해지지 않는 만능 걸음걸이는 존재하지 않습니다.

알려드린 것처럼 '평탄한 길', '언덕길(상행/하행)', '계단(상행/하행) 등에 적합한 각각의 '피곤해지지 않게 걷는 법'이 있습니다.

오래 걸어야 할 경우, 보통은 계속 평탄한 길만 걷지는 않습니다. 종합적으로 봤을 때 환경에 맞는 방법으로 걷는 것이 몸에 부담을 줄일 수 있습니다.

또 하나 기억해두었으면 하는 것은 장시간 평탄한 길을 걸을 때도 가끔 '피곤해지지 않게 걷는 법' 외의 다른 방법으로 걸으라는 것입니다. 같은 동작을 반복하면 우리 몸은 쉽게 지칩니다.

'피곤해지지 않게 걷는 법'은 종아리에 미치는 손상을 줄여주지만 아무리 몸에 좋은 자세라도 같은 동작을 계속 하면 발목에 피로가 쌓이게 됩니다.

피곤하다 싶을 때는 다르게 걷는 법을 사이사이 끼워 넣는 것이 중요합니다. 아예 수십 미터를 '성큼성큼 걸으면서 발뒤꿈치로 착지하기'를 끼워 넣어보세요.

그러면 발목이 스트레칭되어 다시 편안하게 걸을 수 있게 됩니다. 오래 걸을 때는 이런 점들을 의식하세요.

POINT

오래 걸을 때는 같은 방법으로만 걷지 않는다. '성큼성큼 걸으며 발뒤꿈치로 착지하기'를 중간에 끼워 넣으면 발목이 스트레칭 되어 쾌적한 보행을 지속할 수 있다.

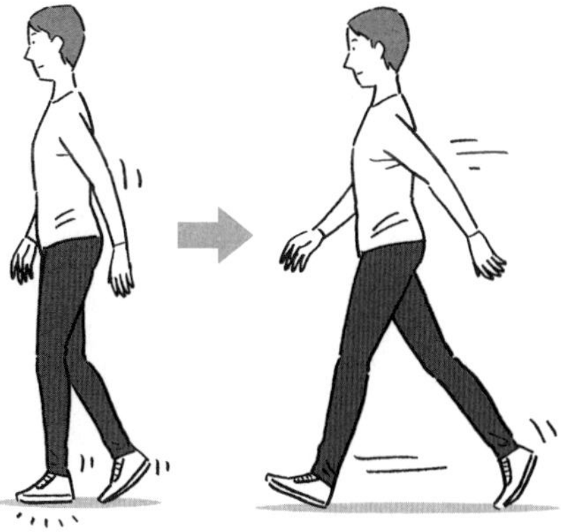

BODY MOTION LIFEHACK

033

실내에서 쿵쿵 소리를 내지 않고 걷는 법

집 안을 걸을 때, '쿵쿵'이나 '쿵쾅쿵쾅' 소리를 내면서 걷는 분이 많습니다. 발뒤꿈치부터 발을 디디면 '쿵쿵'하는 약간 낮은 소리가 나고 엄지발가락의 무지구부터 디디면 '쿵쾅쿵쾅'하는 조금 가벼운 소리가 납니다.

맨발로 실내를 걸을 때 이런 소리가 난다는 것은 밖에서 걸을 때도 발뒤꿈치나 무지구에 의지해서 걷고 있다는 증거라고 할 수 있지요.

'피곤해지지 않게 걷는 법'을 실천하면 집 안에서 걸을 때도 거의 소리가 나지 않습니다. 일본 전통 여관인 료칸이나 요리점에 가면 직원들이 절대 소리를 내지 않고 걷지 않는데 이것은 발뒤꿈치를 살짝 띄우고 마루 위를 미끄러지듯이 사뿐하게 걷고 있기 때문입니다.

집에서 미끄러지듯 걸을 필요까지는 없지만 실내에서

소리를 내면서 걸으면 아파트 거주 비율이 높은 현대사회에서는 층간 소음 문제가 생길 수 있습니다.

그러므로 집안에서는 골반 폭으로 발바닥 전체가 바닥에 닿도록 걸어보세요.

요즘 재택근무를 하는 회사가 많아지면서 집 안에서 보내는 시간이 늘어났습니다.

실내라도 발뒤꿈치로 착지하면서 걸으면 알게 모르게 피로가 축적됩니다. 이번 기회에 걸음걸이를 재검토해 보세요.

POINT

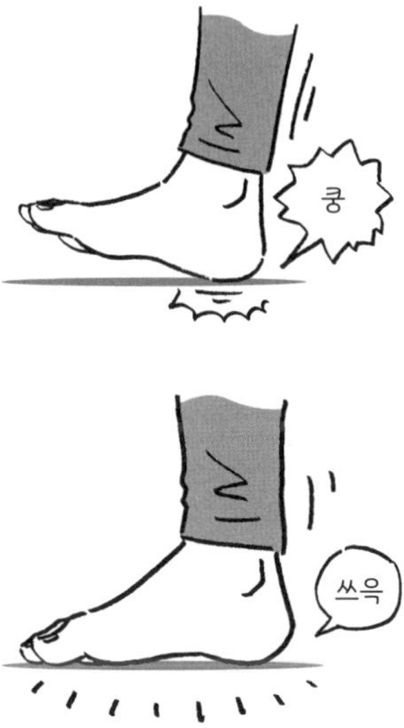

걸을 때 ‘쿵쿵’하는 소리가 나는 사람은 발뒤꿈치부터 바닥에 닿기 때문이다. 발바닥 전체를 바닥에 닿게 하면 소리를 내지 않고 걸을 수 있다.

BODY MOTION LIFEHACK

034

오래 신어도 피곤해지지 않는 신발 고르는 법

사람의 발은 발뒤꿈치에서 발바닥 아치를 거쳐 엄지발가락에 이르는 '아치 구조'에 의해서 몸을 지탱하고 있습니다. 따라서 피로해지지 않는 신발은 발바닥의 아치 구조에 딱 맞고 요철이 있는 신발이 이상적입니다.

딱 맞는 사이즈에 발가락에 힘을 제대로 줄 수 있는 것을 선택합니다. 신고 벗기 편한 신발은 시간이 지나면 발가락이 위로 젖혀지면서 떠서 힘이 들어가지 않으므로 피하는 것이 좋습니다.

다만 발 모양은 개인차가 있으므로 자신에게 맞는 신발을 선택하려면 직접 신어보고 착용감을 확인하는 것이 가장 좋습니다.

다음은 좋지 않은 신발의 예시입니다. 신발을 구입할 때 참고하세요.

좋지 않은 운동화의 예

- 깔창이 평평하다(발의 아치 구조에 맞지 않는다).
- 에어쿠션이 들어있다(발뒤꿈치로 접지하는 버릇이 생긴다).
- 잘 벗겨진다(무게 중심이 불안정하여 발가락에 힘이 들어가지 않는다).

좋지 않은 가죽 구두의 예

- 구둣주걱을 사용하지 않아도 신을 수 있다(무게 중심이 불안정하여 발가락에 힘이 들어가지 않는다).

좋지 않은 샌들의 예

- 합성 수지로 만든 헐떡이는 신발(무게 중심이 불안정하여 발가락에 힘이 들어가지 않는다).

POINT

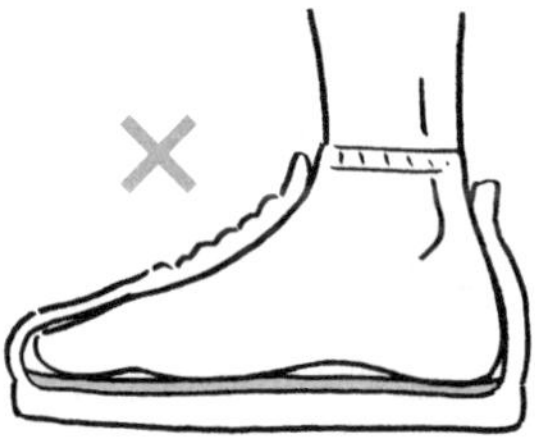

운동화를 고를 때 깔창이 납작한 것은 좋지 않다. 발바닥의 아치 구조에 딱 밀착되는 것을 고르자.

BODY MOTION LIFEHACK

035

조깅에 가장 적합한 달리기 법

조깅하는 사람을 보다가 저렇게 뛰면 몸에 부담이 되어 통증과 피로의 원인이 될 것 같아 걱정한 적이 있습니다.

일단 앞쪽으로 기울어진 자세로 뛰는 것은 금물입니다. 몸이 앞으로 기울면 발뒤꿈치의 각도가 확실한 예각이 되기 때문입니다.

쉽게 피곤해지지 않게 달리는 법은 항상 귀, 어깨, 골반, 땅에 닿은 발이 일직선이 되도록 해서 발목의 각도가 예각이 되지 않도록 할 것. 손목을 손등 쪽으로 꺾지 말 것, 그리고 팔은 흔들지 말고 같은 위치를 유지할 것입니다.

발목은 땅에 닿았을 때 90도, 앞으로 내밀었을 때 둔각이 되게 달려야 종아리의 손상이 줄어서 장시간 달릴 수 있습니다.

팔을 흔들지 않고 같은 위치에 두면 상반신이 저절로

리드미컬하게 움직입니다. 팔을 흔드는 것에 의한 근육 피로를 막아 장시간 달려도 쉽게 피로해지지 않습니다.

조깅으로 체력을 키우려고 마음먹었더라도 잘못된 자세로 달리면 근육이 오히려 피로해집니다.

그러면 다음 날 아침이 더욱 피곤해질 수 있어요. 피곤하거나 다치면 운동을 습관화하는 것이 어려워집니다.

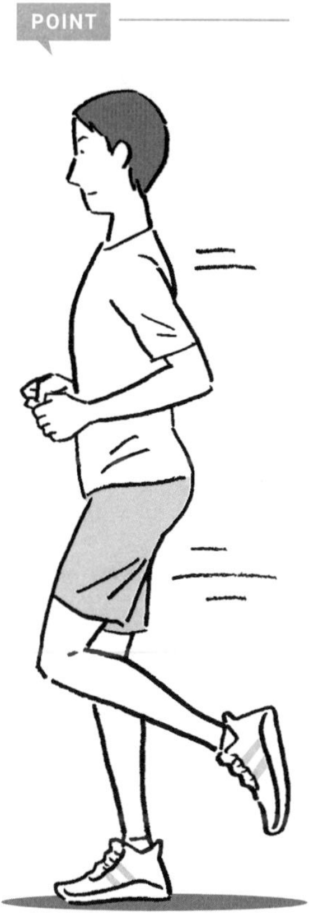

피곤해지지 않게 달리는 법은 귀, 어깨, 골반, 땅에 닿는 발이 일직선상에 있어 발목의 각도가 예각이 되지 않게 하는 것이 중요. 손목은 손등 쪽으로 꺾지 말 것.

COLUMN 3

발이 편한 신발 고르는 법

126쪽에서 설명한 것처럼 신발을 고를 때는 실제로 착용감을 확인해야 합니다. 하지만 당시에는 자신에게 맞는다고 생각하고 구입했어도 신다 보면 불편해질 수 있습니다.

그래서 저는 신발 선택에 자신이 없는 분들에게 신발 바닥에 '비브람'이라는 노란색 로고가 있는 신발을 추천합니다. 비브람사는 세계 제일의 품질을 자랑하는 이탈리아 밑창 전문 회사입니다.

일반적으로는 밑창을 자체 제작하지만 비브람 밑창은 품질이 좋아서 아디다스, 뉴발란스, 노스페이스 등 많은 회사가 외주를 해서 일부 제품에 사용하고 있습니다.

원래 등산용으로 개발된 비브람의 밑창은 내구성, 유연성, 그립력이 모두 우수하고 밑창이 잘 닳지 않아 오래 사용할 수 있습니다.

운동화나 구두, 샌들, 등산화 등 다양한 신발 브랜드에서 사용하고 있으므로 신발 고를 때 망설여진다면 신발 밑창에 노란색 로고가 있는 것을 선택하기를 추천합니다. 비브람 밑창을 추가로 선택하는 옵션이 있는 신발도 있습니다.

PART
4

집안일

BODY MOTION LIFEHACK

036

요리할 때 기본 자세·동작

요리나 설거지, 청소나 빨래 등 집안일 전반은 몸을 움직이는 육체 노동입니다. 동작 하나하나가 격렬한 운동은 아니지만 매일 해야 하므로 잘못된 자세나 동작으로 하면 하루하루 피로가 쌓이기 때문에 주의가 필요합니다.

먼저 요리할 때의 기본 자세를 익혀보세요. 주방 조리대에서 도마 위에 있는 재료를 자를 때 여러분은 어떤 자세로 서 있나요? 싱크대 앞에 양발을 가지런히 모으고 머리를 숙이고 요리하지 않나요?

이런 자세는 귀, 어깨, 허리선이 일직선이 되지 않아 중력으로 인한 손상을 크게 받게 됩니다.

바로 피로와 요통을 일으키는 원인이 되는 자세입니다. 또 양발을 가지런히 모으고 있으면 칼에 힘을 줄 때 손만 사용하게 되어 손 근육이 긴장하게 됩니다. 이것은 어깨

결림의 원인이 되기도 합니다.

요리할 때 피곤해지지 않으려면 다음의 자세와 동작을 명심하세요.

요리할 때의 기본 자세 · 동작

① 파이팅 포즈를 취한다.(오른손잡이는 왼발을 앞으로 내밀고 조리대를 향해 비스듬하게 선다. 몸의 정면에서 작업하지 않도록 한다)

② 칼은 손의 힘만으로 자르려고 하지 말고 먼 위치를 사용하려고 의식한다.(오른손잡이인 사람은 오른쪽 어깨부터 움직인다는 느낌으로)

③ 무릎을 구부렸다 펴는 등 유연하게 움직이며 중력의 힘을 이용한다.

기본 자세로 파이팅 자세를 취하면 귀, 어깨, 허리가 일직선이 되어 무게 중심이 안정되기 때문에 몸에 부담을 주지 않습니다.

또 몸 정면에서 작업하면 손만 쓰는 작업이 되어 피로해지기 쉽지만 파이팅 포즈라면 온몸의 힘을 효율적으로 활용할 수 있습니다.

◆ 파이팅 포즈는 가사 전반에 유용하게 활용

집안일 전반에 있어서 '몸의 정면에서 작업하지 않는다'는 것은 매우 중요한 포인트입니다. 이것을 개선하는 것만으로 집안일이 놀랄 만큼 편해집니다.

같은 이유로 칼을 사용할 때는 손과 먼 위치인 어깨부터 움직인다고 의식하고 있으면 평소보다 힘을 덜 줘도 재료를 자를 수 있습니다.

무릎을 사용하는 것도 전신의 힘을 끌어내기 위한 동작입니다. 복싱 선수가 강펀치를 날릴 수 있는 것은 무릎을 유연하게 움직여서 전신의 힘을 쓰기 때문입니다. 요리할 때도 꼿꼿하게 굳은 자세로 서 있지 말고 적당히 무릎을 유연하게 움직이면 빨리 피곤해지지 않게 됩니다.

다음 항목부터는 이 세 가지 기본 자세·동작을 염두에 두고 구체적인 상황에 대해서 살펴보겠습니다.

POINT

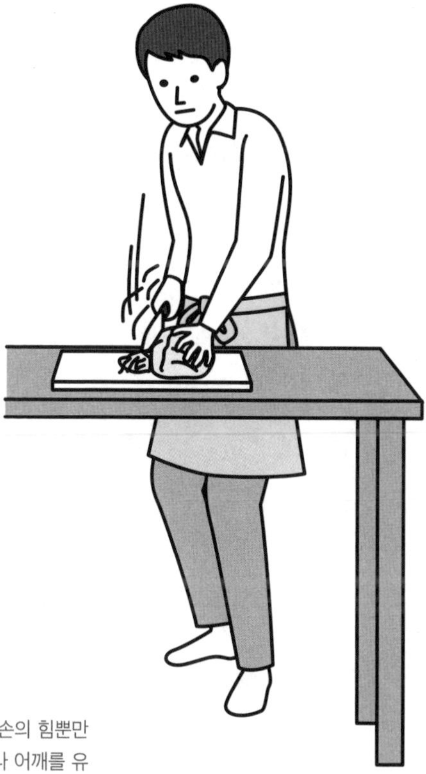

파이팅 포즈로 손의 힘뿐만 아니라 무릎이나 어깨를 유연하게 움직여야 불필요한 힘을 쓰지 않고 요리를 할 수 있다.

BODY MOTION LIFEHACK

037

단단한 채소 쉽게 자르는 법

단호박이나 수박처럼 단단한 채소와 과일을 자를 때 칼을 쥔 손을 다른 쪽 손으로 위에서 감싸 꽉 누르면서 자르는 사람이 많을 것입니다. 이때 의식할 것은 파이팅 포즈를 취했는가, 그리고 힘을 줄 때 무릎을 제대로 사용하는가 하는 점입니다.

우뚝 서서 상반신의 힘만으로 자르려고 하면 원래 근력이 약한 사람에게는 무척 중노동이 되어버립니다. 무리하게 힘을 주다가 칼을 든 손이 미끄러져 큰 부상을 입을 수도 있습니다.

이럴 때 무릎을 이용해보세요. '무릎을 폈다가 구부린다'는 동작을 하면서 칼에 힘을 줘보세요. 중력의 힘을 내 편 삼아 효율적으로 전신의 힘을 끌어낼 수 있습니다.

손의 힘으로 자르는 것이 아니라 전신을 이용해 자른다

고 의식하면 좋습니다. 손은 칼을 쥐기 위해서 고정해두는 것만으로 충분합니다.

칼을 든 팔의 팔꿈치는 갈비뼈 부근에 밀착시키세요. 그 후에는 무릎을 유연하게 움직이면 보다 쉽게 자를 수 있습니다.

POINT

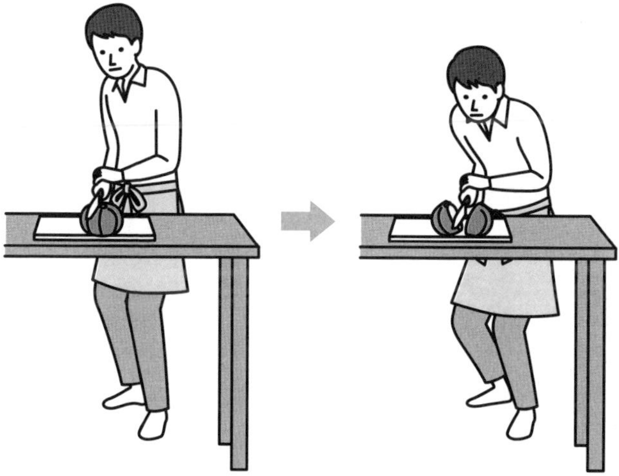

단호박이나 무처럼 단단한 것을 자를 때는 더욱 '무릎'을 의식한다. 칼에 힘을 주는 타이밍에서 무릎을 구부리면 중력의 힘을 이용할 수 있다.

BODY MOTION LIFEHACK

038

무거운 프라이팬 잘 흔드는 법

파슬파슬한 볶음밥을 만들기 위해 무거운 프라이팬을 한 손에 들고 손목 스냅을 이용해 흔들다 보면 어느새 팔이 땡땡하게 붓지 않나요?

가까운 위치부터 순서대로 근육이 긴장하므로 손등 → 팔 → 어깨로 근육의 피로가 연쇄적으로 전달되어 상반신 피로와 어깨결림을 부르는 것입니다. 이를 막으려면 우선 프라이팬을 들고 있는 쪽의 팔꿈치를 몸통에 딱 붙이세요.

이 상태에서 먼 위치인 어깨부터 움직인다는 의식을 갖고 어깨 → 팔 → 손목으로 힘을 전달합니다. 이렇게 팔 전체로 프라이팬을 움직이면 손목에 과도한 부담을 주지 않기 때문에 피로를 줄일 수 있습니다.

팔꿈치를 몸통에 딱 붙이는 것은 가능한 팔 근육을 사용하지 않기 위해서입니다.

몸통에서 팔이 떨어져 있는 것만으로도 중력에 저항해야만 하므로 팔 근육이 손상을 입습니다.

하지만 몸통에 팔꿈치를 붙이고 있으면 몸이 대신 지탱해주므로 근력의 낭비를 막을 수 있습니다. 가능한 작업 장소에 몸을 가깝게 붙이는 것도 피곤해지지 않기 위한 요령으로 기억해두세요.

POINT

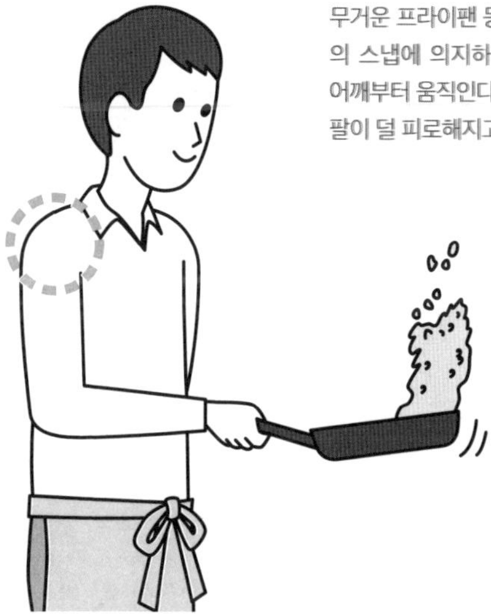

무거운 프라이팬 등을 흔들 때는 손목의 스냅에 의지하지 말고 먼 위치인 어깨부터 움직인다는 느낌을 갖자. 팔이 덜 피로해지고 요리 효율도 업!

BODY MOTION LIFEHACK

039

꽉 닫힌 병뚜껑 쉽게 여는 법

혼신의 힘을 다해도 병뚜껑이 열리지 않는다! 이럴 때도 무작정 근력에 의지하지 말고 몸 사용법을 기억해두면 편리합니다.

오른손잡이라면 파이팅 포즈를 한 다음, 왼손으로 병뚜껑을 잡고 오른손으로 병의 본체를 잡아줍니다. 이제 양쪽 팔꿈치를 몸통에 딱 붙이고 왼손을 허리뼈(튀어나와 있는 골반뼈) 언저리에 둡니다.

이 상태에서 무릎을 굽히고 웅크립니다. 이와 동시에 오른손으로 병 본체 쪽을 돌려줍니다. 이때 왼손은 고정해야 합니다. 이렇게 하면 꽉 닫힌 병뚜껑도 비교적 쉽게 열 수 있어요.

지레의 원리에 따라서 길이가 더 긴 본체 쪽을 돌리는 것이 포인트입니다. 또 몸을 웅크리면서 무게 중심을 아래로 모으면 힘을 한 지점으로 집중시킬 수 있습니다.

그렇지만 너무 꽉 닫혀있다면 이 방법이 통하지 않습니다. 그럴 때는 '생활의 지혜'를 활용합니다. 50도 정도의 뜨거운 물에 병뚜껑을 담그면 금속이 팽창해서 열기 쉬워집니다. 아무리해도 열리지 않을 때 시험해보세요.

POINT

포인트는 병을 몸에 밀착시키고 본체 쪽을 돌리는 것. 왼손이 '받침점', 오른손이 '힘점'이 되면 지레의 원리에 의해서 '작용점'인 뚜껑에 힘이 잘 작용한다.

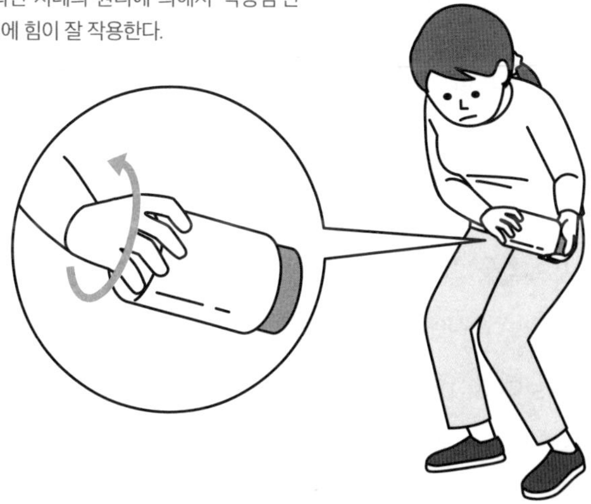

BODY MOTION LIFEHACK

040

와인 코르크 마개 순식간에 따는 법

맛있어 보이는 와인을 입수! 바로 마시려고 와인 오프너를 꽂았지만 잘 뽑히지 않을 때가 있습니다. 여러 번 시도하는 사이에 코르크가 너덜너덜해져서 수습 불가. 너무 지쳐서 결국은 마시는 것을 포기했다는 분도 있었어요.

조금 우스꽝스러운 모습일 수 있지만, 코르크 마개를 가장 효율적으로 따는 법을 알려드릴게요.

와인 코르크 순식간에 따는 법

① 병따개를 꽂은 와인병을 바닥에 놓는다.

② 서서 양발 사이에 병을 끼운다.

③ 앞을 보며 쭈그리고 앉는다.

④ 팔을 뻗으면서 양손으로 병따개를 잡고 일어선다.

이렇게 하면 거의 힘을 쓰지 않고도 코르크 마개가 '퐁' 하고 빠질 것입니다. 지레의 원리를 이용한 몸 사용법입니다. 손 근육이 아닌 온몸을 제대로 사용하면 전혀 힘들이지 않고, 그리고 거의 실패없이 코르크 마개를 뺄 수 있을 것입니다.

POINT

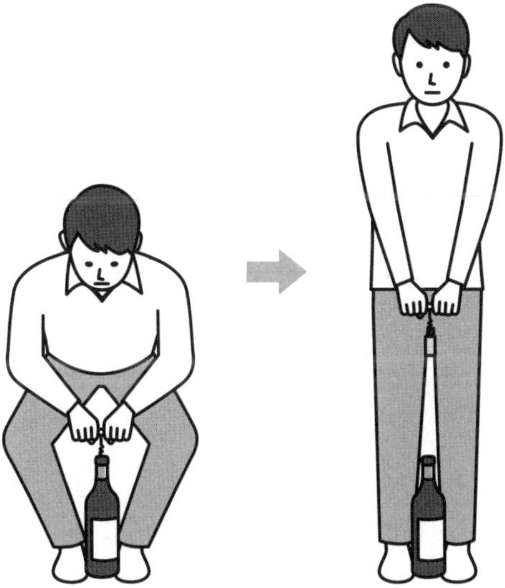

인체 역학적 이치에 맞는 와인병 따는 법. 전신 수직 운동의 힘이 와인 코르크 마개에 효과적으로 전달되므로 힘을 주지 않고도 코르크 마개를 딸 수 있다.

BODY MOTION LIFEHACK

041

많은 식기 한 번에 옮기는 법

요리하다 보면 냄비나 다 먹은 빈 접시 등 무거운 것을 '옮기는' 작업을 자주 하게 됩니다. 음식이 가득 들어있는 뚝배기를 식탁으로 옮기는 것도 자주 있는 일입니다.

옮기는 것은 잠깐이지만 근육에 피로가 축적된 상태라면 허리를 삐끗할 수 있으므로 몸에 부담을 줄이는 방법을 익혀 두면 좋습니다.

무거운 냄비나 조리 도구, 쌓아 올린 많은 식기를 옮기는 요령은 몸의 무게 중심을 일직선상에 놓고 양 팔꿈치를 몸통에 붙인 채 이동하는 것입니다.

이렇게 하면 무게 중심에 안정감이 생기므로 무거운 것을 들어도 팔 근육에 부담을 주지 않습니다.

앞으로 넘어질 뻔하며 냄비 속 내용물이나 쌓인 식기를 떨어뜨리는 비극도 일어나지 않겠지요. PART 5에서 다양한 물건을 피곤해지지 않게 '옮기는' 방법을 소개하므로 이것도 참고하세요.

POINT

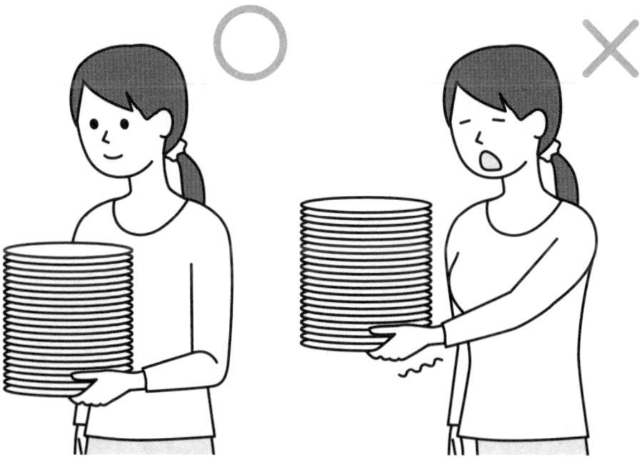

무거운 물건을 옮길 때는 팔꿈치를 몸통에 붙이고 천천히 옮기는 것이 중요. 안정감도 생기므로 대량의 식기를 여러 번 옮길 때도 유의하면 좋다.

BODY MOTION LIFEHACK

042

위장이 피곤해지지 않게 잘 먹는 법

식사할 때는 PART 2에서 알려드린 '피곤해지지 않게 앉아있는 법'대로 앉는 것이 중요합니다. 식사 중에는 의식이 손과 입에 집중되기 때문에 몸을 너무 앞으로 숙이거나 어깨와 허리선의 평행이 무너진 나쁜 자세가 되기 쉬우므로 주의하세요.

또 씹을 때 좌우 한쪽 어금니만 사용하는 사람도 주의가 필요합니다. 몸에 좌우 차이가 생겨서 자세가 나빠집니다. 250쪽에서 '씹는 버릇'을 고치는 법을 알려드릴 테니 참고하세요.

식사는 하루에 세 번, 매일 하는 것이기 때문에 식사 중의 나쁜 자세가 버릇이 되면 피로가 쌓이거나 요통이 생길 수 있으니 개선이 필요합니다.

또 자세가 나쁘면 위장의 공간이 좁아져서 움직임이 둔

화되어 소화 불량을 일으키기 쉬워집니다.

즉 근육과 내장의 피로를 막기 위해 식사 중에도 '피곤해지지 않게 앉는 법'의 실천이 중요합니다. '피곤해지지 않게 앉아 있는 법'을 실천하면 보기에도 좋습니다.

업무나 중요한 일로 식사를 하게 될 때도 좋은 인상을 줄 수 있어요. 평소에 실천해서 습관화될 수 있도록 시도해보세요.

POINT

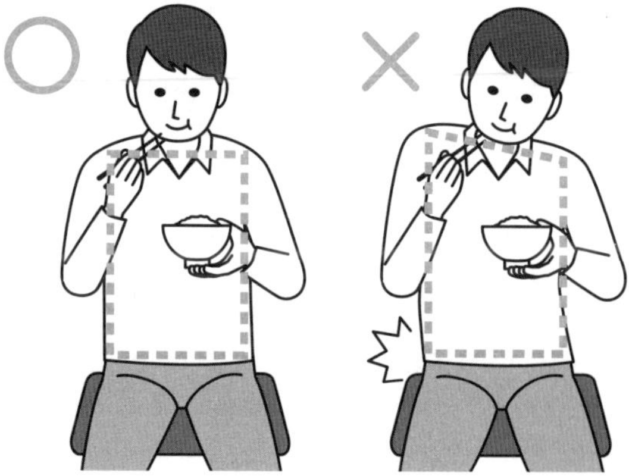

식사할 때도 '피곤해지지 않게 앉는 법'을 지키면 OK. 어깨와 허리선의 평행을 유지하여 상반신이 틀어지지 않도록 유의하자.

BODY MOTION LIFEHACK

043

설거지 부담을 가볍게 줄여주는 법

싱크대에서 설거지할 때 심한 피로감을 느끼는 사람이 많다고 합니다. 대부분 싱크대 바로 정면에 서서 한 손에 식기, 한 손에는 수세미를 들고 설거지를 할 것입니다.

몸의 정면에서 양손을 사용해서 작업하다 보면 아무래도 자세가 구부정해집니다. 그러면 머리의 무게와 팔의 무게를 지탱하려고 근육의 부담이 커지므로 피곤해지기 쉬워지는 것입니다.

이 부담을 줄일 수 있는 두 가지 포인트가 있습니다. 첫 번째는 식기를 잡는 위치를 몸의 정면이 아닌 옆으로 돌리고 골반뼈 앞쪽 근처에서 닦는 것입니다. 파이팅 포즈를 하는 것도 잊지 마세요.

두 번째는 먼 위치 활용입니다. 설거지는 엉거주춤한 자세로 하기 때문에 수세미를 쥔 오른손이 가까운 위치일 경

우, 먼 위치는 왼쪽 엉덩이가 됩니다. (오른손잡이의 경우)

그릇을 씻을 때는 가까운 위치인 오른손만 움직이지 말고 먼 위치인 왼쪽 엉덩이를 리드미컬하게 흔들거나 가볍게 살랑살랑 움직여보세요.

가까운 위치와 대각선상에 있는 먼 위치를 움직이면 작업에 관여하는 근육의 긴장을 풀어줘서 피로가 잘 남지 않습니다.

먼 위치를 리드미컬하게 흔드는 것은 설거지뿐만 아니라 다양한 집안일에 활용할 수 있으므로 기억해두세요.

POINT

엉거주춤한 자세로 하게 되는 설거지. 몸의 정면에서 식기를 씻지 않는 것이 중요.
이때 먼 위치에 해당하는 허리를 살랑살랑 움직이면 근육이 쉽게 피로해지지 않는다.

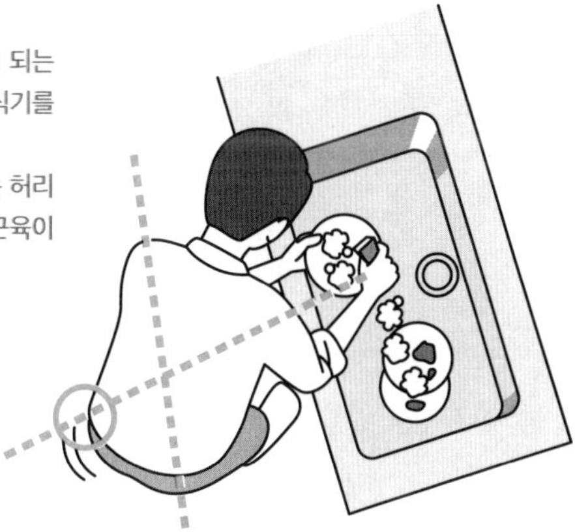

BODY MOTION LIFEHACK

044

힘들지 않게 청소기 돌리는 법

요즘 청소기는 성능이 무척 좋아졌습니다. 그런데도 예전의 습관으로 마치 바닥솔을 북북 문지르듯이 몸을 앞으로 숙이고 청소기를 미는 사람이 있습니다.

양손으로 청소기를 잡고 몸을 앞으로 숙이고 정면에서 먼지를 빨아들이는 자세라면 지금껏 알려드렸던 것처럼 몸이 중력의 부하에 의해서 어느새 손상을 입게 됩니다.

요즘 청소기는 바닥을 꽉 누르지 않아도 충분히 먼지를 빨아들입니다. 다음과 같은 편한 자세로 청소기를 돌리도록 하세요.

힘들지 않게 청소기 돌리는 법

① 몸의 무게 중심을 일직선상에 두고 앞으로 숙이지 않는다.

② 몸보다 약간 뒤쪽의 옆에서 청소기를 든다.

몸의 약간 뒤쪽 옆에 청소기를 들면 자연스럽게 상반신을 숙이지 않게 되어 몸의 무게 중심을 일직선으로 유지할 수 있습니다.

이 자세를 유지하고 청소기를 바닥에 밀어주면 됩니다.

손에 힘을 주지 말고 마치 산책하는 기분으로 진행하세요. 그러면 청소기를 돌린 후에 피곤해지는 일은 없을 거예요.

POINT

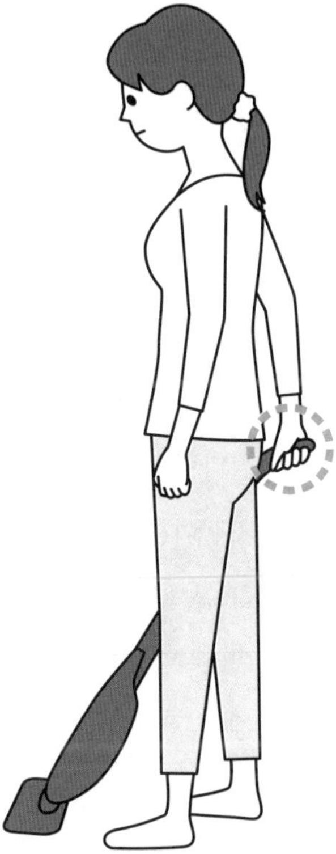

청소기를 돌릴 때도 '중력 해방 포지션'을 유지하세요. 몸 앞쪽에서 청소기를 들면 자세가 구부정해지므로 뒤쪽에서 조작하는 것이 포인트.

BODY MOTION LIFEHACK

045

순식간에 깨끗해지는 먼지 털기·창문 닦기 요령

먼지를 털거나 창문을 닦을 때도 '먼 위치'를 활용하면 덜 피곤해집니다. 이런 청소는 엉거주춤한 자세가 아니라 똑바로 서서 하는 것이 통상적입니다. 그래서 오른손으로 작업한다면 왼쪽 어깨가 먼 위치가 됩니다.

먼지떨이를 사용할 때, 오른손잡이인 사람은 몸 정면이 아니라 몸에서 오른쪽 구역의 먼지를 털어주세요. 이때 먼 위치인 왼쪽 어깨를 먼지떨이의 움직이는 리듬에 맞춰서 가볍게 흔들거나 돌려주면 근육에 피로가 덜 쌓입니다.

창을 닦을 때도 같은 원리를 적용할 수 있어요. 창문을 닦을 때 흔히 볼 수 있는 게 몸의 정면에서 창문을 닦고 있는 동작입니다. 정면 작업을 하면 힘이 제대로 실리지 않으며 어깨 결림의 원인이 되기도 합니다.

창문을 닦을 때는 오른손잡이는 몸의 정면보다 오른쪽

구역을 닦아주세요. 그리고 먼지를 털 때와 마찬가지로 창을 닦는 리듬에 맞춰 먼 위치의 왼쪽 어깨를 흔들거나 돌려줍니다. 이 동작만으로 청소를 훨씬 편하게 할 수 있을 것입니다.

먼 위치를 흔드는 동작을 기억해두면 모든 집안일의 움직임이 가벼운 춤을 추는 것처럼 리드미컬해집니다. 한 근육에만 부담을 주지 않고 온 몸의 근육이 연동되고 있다는 증거입니다.

이런 움직임이 '쉽게 피곤해지지 않는 몸'을 만드는 열쇠라고 할 수 있습니다.

◆ 높은 곳까지 손이 닿는 방법

먼지를 털거나 창문을 닦을 때 '조금만 더 손을 뻗으면 저 위쪽까지 할 수 있는데'라는 아쉬움을 느낀 적 없으신가요? 이럴 때 손이 닿는 범위를 조금 더 늘릴 수 있는 요령이 있습니다.

그것은 '머리띠를 매는 것'입니다. 무슨 잠꼬대 같은 소리냐고 하실지 모르지만 정말입니다. 머리띠는 단순히 정신적인 집중력을 높여주기 위한 아이템이 아니라 인간의 동작에까지 영향을 미치는 굉장한 것입니다.

이 메커니즘은 다음과 같습니다.

머리띠를 꽉 매서 측두부를 조이면 매듭을 지은 천은 반드시 오른쪽 위나 왼쪽 위에 오게 됩니다. 그러면 측두부를 조이는 힘에 좌우 차이가 생기고 그 힘이 측두부를 회전시키려고 작용합니다.

매듭이 오른쪽이 위로 오도록 머리띠를 묶었을 때는 측두부에 우회전이 생기기 때문에 목을 돌릴 때 오른쪽을 향하기 쉬워지고 왼쪽을 보는 것은 어려워집니다.

몸 전체가 오른쪽으로 당겨지기 때문에 오른손을 들기도 쉬워지고 범위도 길어집니다. 반대로 매듭을 왼쪽 위로 조이면 왼손의 범위가 늘어납니다.

이 메커니즘을 이용하면 머리띠를 하고 창을 닦거나 먼지를 털면 안 했을 때보다 높은 곳까지 닦을 수 있습니다.

어깨의 유연성에 따라 효과를 크게 느끼는 사람과 그렇지 않은 사람이 있지만 '딱 5cm만 더 손을 뻗고 싶다!'라는 상황 등에서 꼭 시험해보세요. 높은 곳의 물건을 꺼내거나 전구를 바꿀 때도 도움이 될 것입니다.

이 방법의 포인트는 좌우 차이를 주어서 측두부를 압박한다는 점이므로 꼭 머리띠여야 할 필요는 없습니다. '삼각수건'도 같은 효과를 얻을 수 있습니다.

옛날 사람들은 머리띠나 삼각수건을 꽉 조이면서 '자, 이제 해 보자'라고 기합을 넣었을 뿐만 아니라 평소에 낼 수 없었던 능력까지 끌어냈던 것입니다. 한번 시도해보세요.

POINT

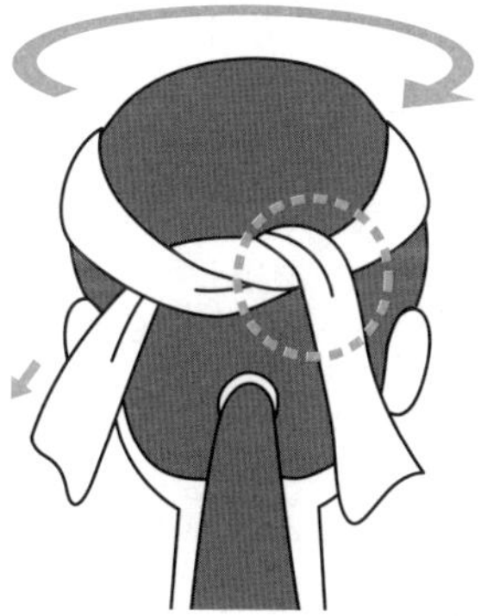

이 경우는 머리띠의 매듭이 오른쪽 위에 왔기 때문에 조이면 우회전이 생겨서 오른손을 뻗기 쉬워집니다. 양 패턴을 시험해보고 차이를 실감해보세요.

BODY MOTION LIFEHACK

046

오래 닦아도 피곤해지지 않게 테이블 닦는 법

집안일을 하다 보면 서서 허리를 약간 구부리고 앞으로 숙인 자세가 되는 '엉거주춤한 작업'이 많습니다. 전형적인 것은 테이블을 닦는 동작일 것입니다.

테이블을 닦을 때 손을 손등 쪽으로 꺾고 손의 힘으로만 닦으려고 하면 금방 지쳐버립니다. 이때도 중요한 것은 몸 전체를 사용하는 것입니다.

피곤해지지 않게 테이블 닦는 법(오른손잡이의 경우)

① 손목(가까운 위치)에 너무 힘을 줘서 손등 쪽으로 꺾이지 않도록 한다.

② 오른쪽 어깨(중간 위치)부터 크게 팔을 움직인다는 의식을 갖는다.

③ 닦는 동작에 맞춰서 왼쪽 엉덩이(먼 위치)를 가볍게 흔든다.

엉거주춤한 자세로 작업을 할 경우, 인체를 입체적으로

봤을 때 대각선 쪽이 먼 위치가 됩니다.

손으로 하는 작업인데 엉덩이가 관계되어있다는 것은 상상하기 어려울지도 모르지만 실제로 해보면 평소보다 힘을 들이지 않아도 테이블을 닦을 수 있을 것입니다.

관점을 바꾸면 엉거주춤한 자세의 작업은 그만큼 온몸에 손상을 주고 있다고도 할 수 있습니다.

몸 일부에만 과도한 부담이 가해지지 않도록 가까운 위치, 중간 위치, 먼 위치를 연동시키며 동작하는 것이 중요합니다.

특히 음식점에서 일하는 분에게 추천하고 싶은 방법입니다.

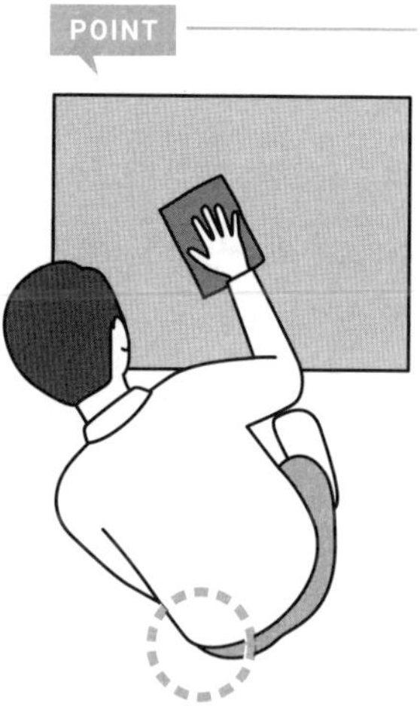

테이블을 닦을 때는 엉거주춤한 자세로 하기 쉽다. 오른손으로 닦을 때는 왼쪽 허리를 리드미컬하게 움직이면서 닦아주면 피로가 쌓이지 않는다.

BODY MOTION LIFEHACK

047

허리 아프지 않게 욕조 닦는 법

집안일 중에서도 특히 힘든 것이 욕조 청소입니다. 엉거주춤한 자세로 욕조 옆면을 닦거나 쭈그리고 앉아서 욕조 바닥을 닦는 등 무리한 자세로 청소를 하면 피로가 쌓이게 됩니다. 요통을 일으킬 위험성도 높습니다.

욕조와 그 주변 청소를 할 때는 가능한 선 상태나 무릎으로 서서 하는 것이 좋습니다. 욕조 구조상 무릎을 굽히고 쭈그린 자세로 닦기 쉽지만 그 상태로 벽과 욕조 옆면을 닦으면 허리에 큰 타격을 주게 됩니다.

서거나 무릎으로 서서 정면이 아니라 몸의 오른쪽 구역을 차례로 닦아 나가는 것이 가장 근육과 관절에 부담을 주지 않는 방법입니다(오른손잡이의 경우).

또 이때도 닦는 위치에서 몸이 너무 떨어지지 않는 것이 부담이 줄어듭니다.

위쪽에서 자신을 봤을 때 몸의 면적을 가능한 작게 만든다고 생각하세요. 바닥을 닦을 때는 무릎으로 서고 반드시 한 손을 몸의 앞쪽 바닥에 대서 몸의 균형을 잡습니다.

카메라 삼각대와 마찬가지로 인간의 몸도 다리 2점만으로 지탱하는 것보다 3점으로 지탱하는 것이 안정적입니다.

3점으로 지탱한 자세로 안쪽 바닥을 닦으면 힘을 주기 쉽습니다.

POINT

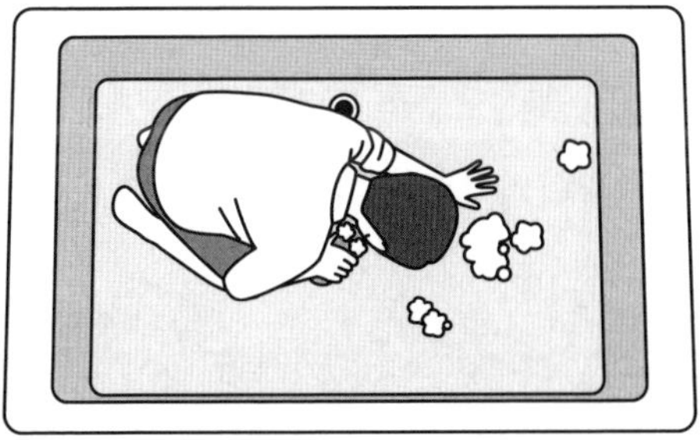

욕조 청소를 할 때는 양쪽 무릎(2점)과 한쪽 손(1점)으로 몸을 지탱하면서 그 세 점의 내부를 닦는다. 안정된 힘을 낼 수 있다.

BODY MOTION LIFEHACK

048

가드닝할 때 피로가 쌓이지 않게 쪼그리고 앉는 법

쪼그리고 앉으면 발뒤꿈치가 들리는 사람이 있습니다. '발목이 뻣뻣해서'라고 생각하기 쉽지만 사실은 그렇지 않은 경우가 많습니다.

진짜 원인은 골반이 앞으로 기울어진 채로 쪼그리고 앉는 잘못된 자세 때문입니다. 골반이 앞으로 쏠린 채(허리가 젖혀진 채) 쪼그리고 앉으면 몸은 넘어지지 않으려고 균형을 잡습니다.

그 결과 발뒤꿈치가 올라가고 발가락 관절로 몸을 지탱하는 자세가 됩니다. 이 상태로 쪼그리고 앉아있으면 발에 피로가 쌓입니다.

풀 뽑기 등을 한다면 얼마 지나지 않아 피로로 다리가 퉁퉁 부어버릴 것입니다. 장시간은 도저히 할 수 없습니다.

올바르게 쪼그리고 앉고 싶다면 먼저 서 있을 때 허리를 약간 동그랗게 만듭니다. 그러면 골반이 뒤로 쏠립니다.

거기에서 쪼그리고 앉는 동작을 시작하면 발뒤꿈치를 바닥에 대고 앉을 수 있을 것입니다. 이 방법이라면 바닥을 발바닥 전체로 잡고 있으므로 다리 근육의 긴장이 줄어듭니다.

풀 뽑기 외에 가드닝이나 밭일 등 쪼그리고 앉는 시간이 많다면 올바르게 앉을 수 있도록 연습해서 발의 피로를 줄여보세요.

POINT

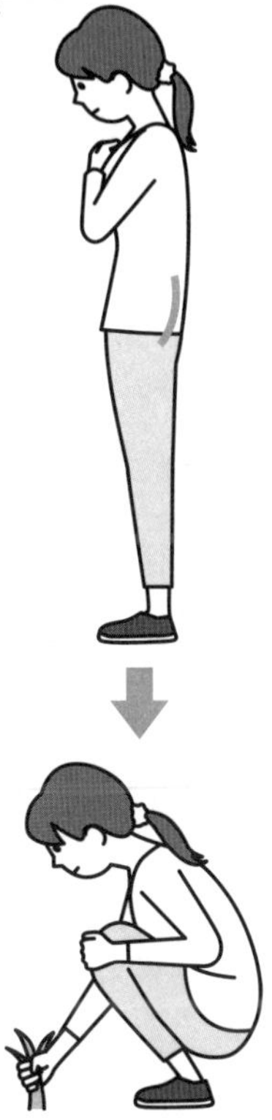

땅바닥에 쪼그리고 앉을 때는 우선 '허리를 약간 구부린 상태로 쪼그리고 앉는다면 발뒤꿈치를 바닥에 댄 자세를 유지하기 쉽다. 쪼그리고 앉아서 하는 작업의 피로가 경감된다.

BODY MOTION LIFEHACK

049

시간 단축 효과 월등!
효율적으로 빨래 말리는 법

빨래 바구니에서 꺼낸 빨래를 건조대에 너는 작업은 동작의 차이에 따라 피로감이 무척 달라집니다.

일단 빨래를 바구니에서 꺼낼 때 바구니에서 너무 떨어져 있거나 양발을 모으고 바구니 앞에 서는 것은 좋지 않습니다. 너무 떨어져 있으면 팔을 앞쪽으로 뻗어야만 합니다. 그러면 자세가 엉거주춤해지기 때문에 중력의 손상이 커집니다.

피곤해지지 않으려면 파이팅 포즈를 하고 바구니는 정면이 아닌 몸의 비스듬한 앞쪽에 바짝 붙여놓은 다음, 무릎을 살짝 구부리고 팔을 앞으로 뻗지 않아도 빨래를 꺼낼 수 있는 자세로 일하는 것이 정답입니다. 세탁물을 꺼내서 널 때는 한쪽 발을 축으로 몸을 건조대 쪽으로 돌립니다.

다 마른 빨래를 걷을 때도 다시 한쪽 발을 축으로 빨래 바구니 쪽을 향합니다. 이 동작으로 이동하지 않고도 걷는 작업과 너는 작업 모두를 자신의 자세 안(파이팅 포즈의 내부)에서 할 수 있는 것입니다.

말릴 때도 몸에서 떨어진 장소에 널려고 하면 몸에 부담이 됩니다. 모든 동작을 자신의 자세 안에서 할 수 있도록 건조대나 빨래 바구니 위치를 고민해보면 좋을 것입니다.

POINT

빨래 바구니에 파이팅 포즈로 가능한 바짝 붙어서 빨래를 수직으로 들어 올리도록 하자. 빨래를 널 위치를 축이 되는 발에서 돌았을 때 바로 뒤쪽에 두면 이동하는 수고도 덜 수 있다.

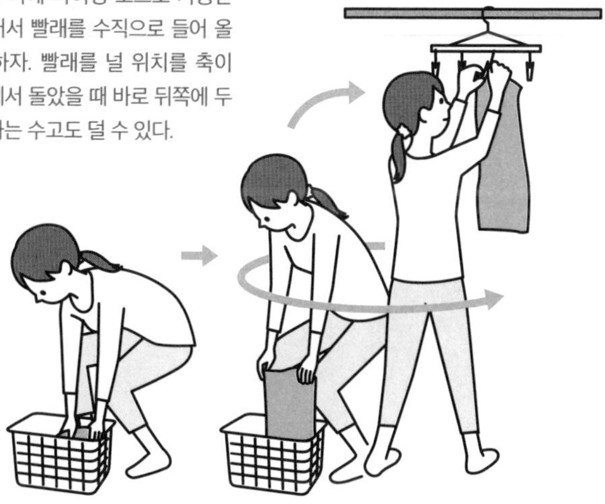

COLUMN 4

누구나 순식간에 반사신경 신장시키는 법

프로 선수 중에는 뛰어난 반사신경을 소유한 사람이 많습니다. 하지만 사실 반사신경은 작은 동작 요령으로 누구라도 기를 수 있습니다.

시험 삼아 테니스나 탁구를 할 때 라켓을 들지 않은 손의 손등을 상대방 쪽을 향하며 플레이해보세요. 손등(특히 중지와 약지 사이)에는 반사체라고 불리는 신경의 경로가 있습니다.

반사체는 순간적인 반응을 하는 우리 몸의 센서 같은 것으로 상대방의 움직임이나 공의 변화를 순식간에 감지합니다. 그래서 상대방을 향해 손등을 내미는 것만으로도 반사신경이 좋아지게 됩니다.

복서인 이노우에 나오야 선수가 방어할 때 손등을 향하게 하는 것도 축구 골키퍼인 가와시마 에이지 선수가 페널티킥 때 손등을 보여주는 것도 반사체 센서를 이용하는 것이라 할 수 있습니다. 스포츠를 할 때는 반사체를 활용해보세요.

PART
5

옮기기

BODY MOTION LIFEHACK

050

무거운 짐 쉽게 들어 올리는 법

이사할 때나 마트에서 물건을 많이 샀을 때처럼 무거운 짐을 혼자 옮겨야 하는 경우가 있습니다. 예를 들어, 무거운 생수병이 든 장바구니를 들면서 가방에서 멀찌감치 떨어져 서서 두 발을 모은 자세로 들어 올리면 허리에 큰 부담을 줘서 요통의 원인이 됩니다.

올바르게 들어 올리려면 먼저 파이팅 포즈를 하세요. 몸에서 비스듬한 앞쪽에 장바구니가 오게 한 다음, 가방 손잡이를 잡습니다. 이때 어깨선과 허리선을 평행하게 만드는 것이 중요합니다.

들어 올릴 때 가까운 위치인 손에만 힘을 주면 근육에 부담이 갑니다. 먼 위치인 어깨부터 힘을 주기 시작해서 중간 위치인 팔꿈치, 그리고 가까운 위치인 손의 순서로 힘을 전달하는 것을 의식하면서 들어 올립니다.

이 동작이 익숙해지면 차츰 손이 아닌 견갑골을 이용해서 들어 올리는 감각을 체득할 수 있습니다. 그리고 팔 근육의 부담이 줄어 무거운 것을 쉽게 들어 올릴 수 있습니다.

POINT

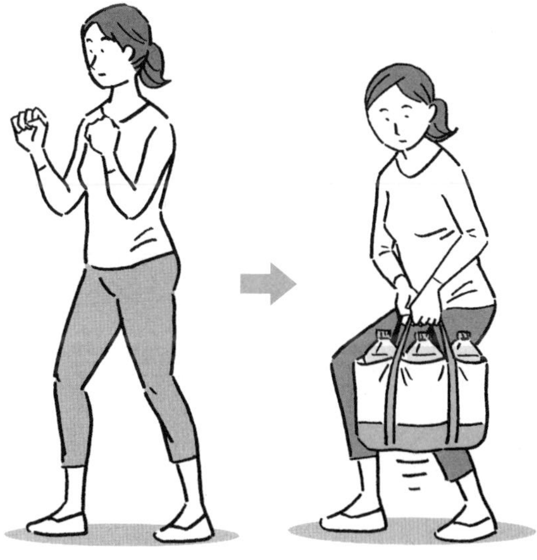

무거운 짐을 들어 올릴 때는 파이팅 포즈로 드는 것이 중요. 손이 아닌 견갑골을 이용해서 들어 올린다는 느낌으로 실천해보세요.

BODY MOTION LIFEHACK

051

무거운 짐 들고도 경쾌하게 걷는 법

무거운 짐을 들고 걸을 때 팔이 아파서 몇 번씩 손을 바꿔 가며 들거나 잠깐 쉬면서 근육이 풀리기를 기다렸던 경험은 누구에게나 있을 것입니다.

왜 이렇게 금방 지치는 것일까요? 이유는 단순합니다. 짐을 몸 앞쪽이나 겨드랑이 쪽에서 들고 있기 때문입니다. 몸 앞쪽에서 짐을 들면 손과 팔의 힘만으로 짐의 무게를 지탱해야 하므로 근육이 긴장해서 비명을 지르는 상태가 됩니다.

동시에 짐의 무게로 인해 몸이 앞으로 기울어진 자세가 되기 때문에 걸을 때 몸의 축도 무너지고 어깨와 허리, 다리에도 큰 부하가 걸립니다. 이것이 무거운 짐을 나를 때 금방 지치는 이유입니다. 해결 방법은 간단합니다. 짐을 든 손을 몸 앞쪽이 아니라 몸 뒤쪽(엉덩이 근처)으로 가져

가세요. 이때 팔을 몸통에 밀착시키고 손목은 구부리지 말고 쭉 뻗으세요.

근력이 아닌 자신의 몸통을 이용하여 짐의 무게를 지탱하는 느낌입니다. 양손에 짐을 들고 있는 경우, 양쪽 팔을 마찬가지로 몸통에 밀착시킵니다.

이렇게 짐을 나르면 팔 근육의 피로를 줄이고 보행할 때 몸의 축도 일직선으로 유지할 수 있어서 몸에 부담을 주지 않습니다.

짐을 들고 있을 때도 '위에서 봤을 때 면적을 작게 한다'를 유의하면 중력으로 인한 손상을 줄일 수 있습니다.

POINT

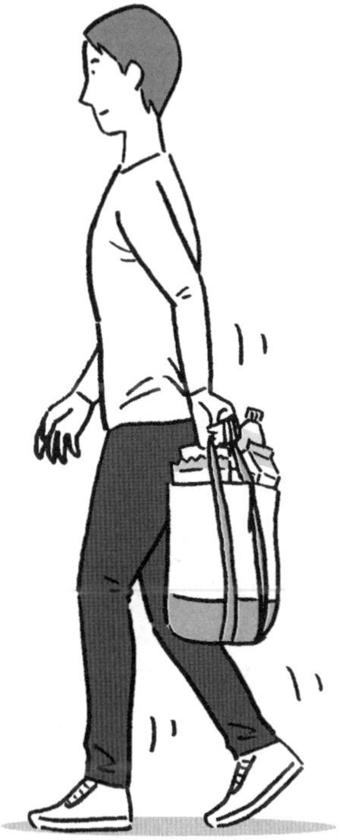

무거운 짐은 몸 앞이나 겨드랑이로 안으면 몸에 부담을 주게 된다. 몸 약간 뒤쪽에서 몸에 밀착시켜서 들면 피로가 잘 쌓이지 않는다.

BODY MOTION LIFEHACK

052

무거운 상자 간단하게 들어 올리는 법

최근에는 인터넷 쇼핑몰의 '비대면 배송'이 일반적입니다. 그래서 무거운 상자를 직접 들어야 할 기회가 많아졌지요. 상자를 들어 올릴 때도 생각하는 방식은 장바구니를 들어 올릴 때와 똑같습니다.

상자가 몸에서 비스듬한 앞쪽에 오도록 서서 파이팅 포즈를 하고 등을 편 채로 무릎을 구부린 다음, 상자 쪽으로 다가갑니다.

이때 상자 옆면을 들면 손 근육에 부담을 줍니다. 그러므로 상자가 바닥에 놓인 상태에서 긴 변의 앞쪽을 약간 들어 올린 다음, 상자의 왼쪽 밑이나 오른쪽 밑을 들어주세요(반대도 가능).

이렇게 양손으로 입체대각선을 잡고 들면 더욱 효율적으로 무거운 물건을 들어 올릴 수 있습니다.

그 상태에서 몸의 축이 흔들리지 않도록 상자를 끌어안고 수직으로 일어서면 근육에 부담을 주지 않고도 들어 올릴 수 있습니다.

포인트는 손으로만 들어 올리는 것이 아니라 상반신 전체를 상자에 밀착시켜서 껴안듯이 드는 것입니다.

몸의 여러 지점을 상자와 접촉시키는 것이 근육의 부담을 분산시킬 수 있습니다.

POINT

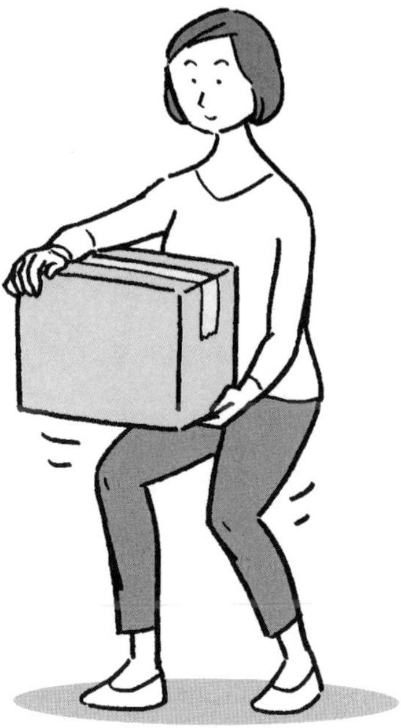

무거운 상자나 짐을 들 때는 입체대각선 부분을 양손으로 잡고 드는 것이 중요. 상자나 짐을 최대한 상반신에 밀착시킨다.

BODY MOTION LIFEHACK

053

무거운 상자 들고 걷는 법

상자를 들고 걸을 때는 정면에서 들지 않는 것이 좋습니다. 정면에서 들면 몸이 앞으로 기우는 것을 피하려고 등과 허리에 부담이 가고 게다가 골반과 고관절의 움직임이 제한되기 때문에 걸음걸이까지 이상해지기 때문입니다.

앞에서 알려드린 방법으로 상자를 들어 올렸을 때 오른손잡이인 사람은 상자가 오른쪽 골반의 돌출부에 닿아 있을 것입니다. 들고 옮길 때도 이 위치를 유지하고 골반의 돌출부와 왼손으로 상자의 옆쪽을 지지하고 오른손으로 또 다른 쪽을 지탱하면서 (팔꿈치를 갈비뼈에 대는 느낌으로) 걷습니다.

옮길 때도 상자를 든 손의 위치가 대각선이 되도록 하면 안정감 있게 운반할 수 있습니다. 그리 무겁지 않은 상자라면 골반의 돌출부와 한 손만으로도 옮길 수 있을 것입니다.

상자 두 개를 포개서 운반할 때는 위에 '무거운 상자', 아래엔 '가벼운 상자'를 놓는 것이 반대의 경우보다도 편하게 옮길 수 있습니다.

그 이유는 몸의 무게 중심과 상자의 무게 중심이 가까워지기 때문입니다.

서 있을 때 몸의 무게 중심은 배꼽 부근에 있는데 무거운 상자를 아래로 들면 상자의 무게 중심이 너무 내려갑니다.

또 위에 무거운 상자를 놓으면 몸의 무게 중심과 상자 2개의 무게 중심이 가까워져서 운반하기 편합니다.

POINT

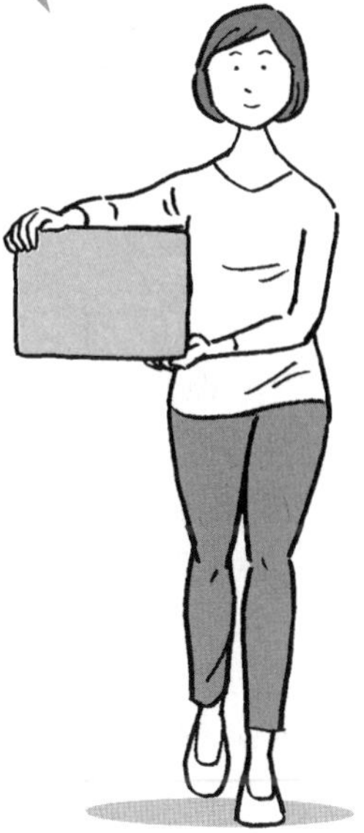

상자를 들고 걸을 때는 몸의 정면에서 들지 않도록 한다. 골반의 돌출부를 활용해서 대각선을 의식하면서 들면 좀 더 가볍게 옮길 수 있다.

이사 등으로 효율적으로 상자를 옮기고 싶을 때 기억해두면 도움이 될 것입니다.

BODY MOTION LIFEHACK

054

혼자서 대형 가구 옮기는 법

업체에 의뢰하지 않고 세탁기나 냉장고를 옮기기 위한 요령을 알려드립니다. 세탁기를 혼자서 옮길 때는 상자를 들어 올리는 것과 같은 요령으로 세탁기를 비스듬히 기울인 다음 한 손으로 아래를 잡고 몸 전체로 끌어안듯이 들어 올립니다.

세탁기 밑부분이 골반의 돌출부까지 오도록 들면 몸 무게 중심과 가까워져서 안정적입니다. 반드시 고무장갑을 착용하세요. 이렇게 하면 보다 쉽게 옮길 수 있지만 무거운 물건을 옮기는 데 익숙하지 않은 사람은 부상을 입지 않게 주의해야 합니다.

두 사람이 힘을 합치면 세탁기든 냉장고든 대형 가구든 다 옮길 수 있습니다. 냉장고를 예로 들면 우선 냉장고는 가로로 눕혀서 운반하면 앞쪽과 뒤쪽의 무게 차이가 발생합니다. 또한 고장 방지를 위해서도 세로 방향으로 세워서 옮깁니다.

이때는 두 사람이 냉장고의 대각선상의 모서리 위치에 서서 둘 다 몸에 밀착시켜 천천히 들어올리세요.

대형 가구의 경우에는 가로로 눕혀서 옮겨도 되지만 이때도 마찬가지로 대각선상의 모서리 위치에 서서 몸을 밀착시키는 것이 중요합니다.

이처럼 대형 가구를 운반할 때 '대각선상의 모서리에서 몸을 밀착시키고 옮긴다'는 요령은 원래 대형 가구 장인들이 가구를 옮길 때 쓰는 방법입니다. 거기에서 전국의 이사업체로 퍼졌다고 합니다. 큰 물건을 옮길 때 시도해보세요.

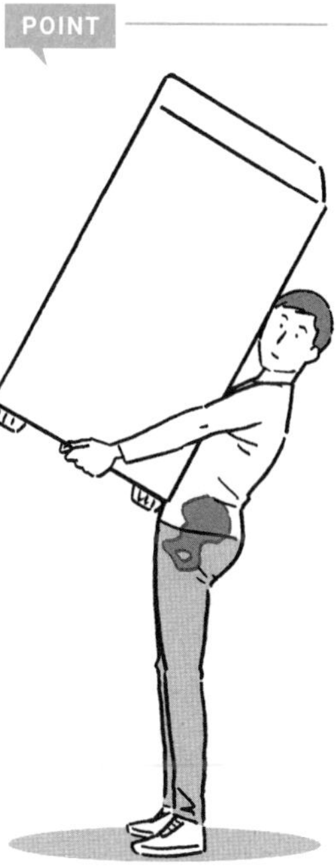

세탁기나 냉장고를 혼자서 옮길 때는 골반의 돌출부까지 들어 올린 다음, 몸을 밀착시키는 것이 중요.

BODY MOTION LIFEHACK

055

손쉽게 가구 배치 바꾸는 법

방에 있는 가구의 배치를 바꾸고 싶을 때 팔 힘으로 들어서 옮기는 것은 힘든 일입니다. 혼자 옮길 수 있을 만한 것이라도 손이나 팔의 힘에만 의존하지 않는 것이 몸에 부담을 줄여줍니다.

만약 식탁의 위치를 약간만 바꾸고 싶을 때 양손으로 식탁 상판을 잡고 들어 올리면 완전히 엉거주춤한 자세가 됩니다. 그래서 크게 무겁지 않더라도 갑자기 허리를 삐끗할 수도 있어요.

이런 경우에는 식탁을 일단 비스듬하게 기울인 다음, 몸에 밀착시킨 상태로 들어 올리는 것이 중요합니다. 그 상태에서 이동하고 싶은 장소로 들고 간다면 크게 체력을 쓸 필요가 없습니다. 의자 등의 '작은 물건'도 몸에 밀착시켜서 옮기면 팔이 피로해지지 않겠지요.

침대나 서랍장과 같은 '큰 물건'은 혼자서 움직이는 것은 힘들지만 '생활의 지혜'를 발휘할 수 있습니다.

목장갑 4개를 준비해서 가구의 네 귀퉁이에 깔아보세요. 그러면 천천히 끌거나 밀면 바닥에 흠집을 내지 않고 옮길 수 있습니다.

끌거나 밀 때는 가구에 몸을 밀착시켜서 몸 전체로 힘을 주는 것이 좋습니다.

POINT

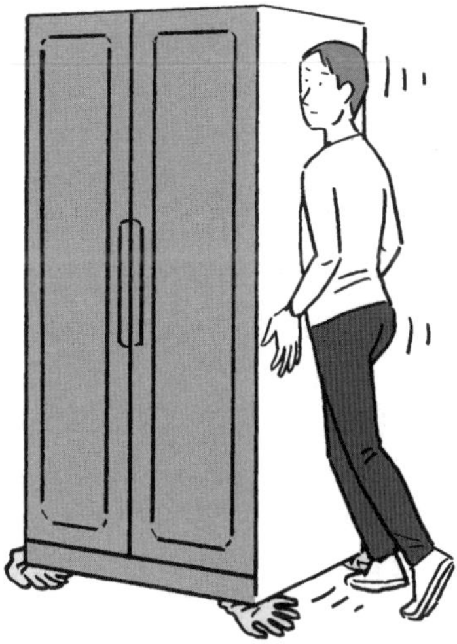

큰 가구를 옮기고 싶을 때는 목장갑을 가구의 네 모퉁이에 깔고 천천히 밀면 혼자서도 움직일 수 있다.

COLUMN 5

아기에게는 양말을 신기지 않는 것이 좋다

태어난 지 얼마 안 된 신생아는 다리가 'O자 다리'입니다. 걷기 시작하고 1년 후에는 두 다리가 쭉 뻗은 '곧은 다리'가 됩니다. 그 후, '×자 다리'와 '곧은 다리'를 왔다 갔다 하다가 초등학교에 들어갈 때쯤에는 '곧은 다리', 'O자 다리', '×자 다리'로 나뉘게 됩니다.

O자 다리는 발목에 부담을 주기 쉽고 ×자 다리는 무릎 통증이 생기기 쉽기 때문에 가능하면 성장 후에도 곧은 다리가 되는 것이 바람직합니다.

그러려면 어릴 때는 집안에서 양말을 신기지 말고 맨발로 걷게 하는 것을 추천합니다. 맨발로 걸으면 발끝에 힘을 주기 때문에 발바닥 전체로 지면을 잡으면서 걷는 것이 습관이 됩니다. 그러면 다리의 밸런스도 변형되지 않아서 성장한 후에도 곧은 다리를 유지할 수 있게 됩니다.

발은 보호하면 퇴화합니다. 자갈 위에서도 흙 위에서도 가능한 맨발로 걷게 해주세요.

PART
6

육아 · 간병

BODY MOTION LIFEHACK

056

임산부를 위한 요통 피하는 법

임신으로 배가 불러오면 몸의 밸런스가 평소와 달라지므로 피로가 쌓이기 쉽습니다. 특히 걸을 때는 불러온 배 때문에 균형을 잡으려 허리를 뒤로 젖히게 됩니다.

이런 요추전만 자세가 되면 착지할 때 발뒤꿈치가 무게중심이 되기 때문에 다리의 부종이나 요통 등이 생기기 쉬워집니다.

의외일지 모르지만 이런 임신 중의 요통을 개선하려면 평소 착용하는 브래지어의 위치가 내려가지 않았는지 확인해보세요.

어깨끈이 느슨해져서 브래지어가 내려가 있으면 새우등이 되기 쉬운데 이것이 요추전만이나 요통으로 발전할 수 있습니다.

이는 임신하지 않은 여성에게도 흔한 요통의 원인입니

다. 특히 임신 중부터 산후 기간은 가슴이 커져서 브래지어의 어깨끈을 느슨하게 풀고 있는 사람이 많습니다.

그런데 이것이 원인이 되어 보행 시의 요추전만을 가속화시키는 경우가 무척 많습니다.

브래지어로 인해 요통이 생긴 사람은 쿠퍼 인대라고 불리는 인대를 누르면 강한 통증을 느낍니다. 이 인대가 약해져서 몸을 지탱하지 못하고 그것이 요통으로 나타난 것입니다.

브래지어 어깨끈을 느슨해지지 않게 하는 것만으로 임신 중에도 요통이 잘 생기지 않게 걸을 수 있습니다. 꼭 시험해보세요.

◆ 임산부 복대는 요통 대책으로도 쓸 수 있다

복대를 붕대처럼 가슴 밑부분까지 감으면 새우등이 되는 것을 방지해줍니다. 허리에 주는 부담을 줄여주는 것입니다.

요통이 심하다면 임부용 복대를 활용해 보세요. 브래지어 어깨끈을 조이고 복대를 둘렀으면 PART 3에서 소개한

'피곤해지지 않게 걷는 법'을 명심합니다. 귀, 어깨, 골반이 일직선이 되는 자세를 의식하며 발바닥 전체로 착지하는 것입니다.

'피곤해지지 않게 걷는 법'은 산모에게도 좋은 걸음걸이입니다. 또 배가 불러오면 의자에서 일어나는 것도 힘들어집니다.

보통 머리를 앞으로 숙이지 않고 똑바로 일어서는 것이 몸에 부담이 덜하지만 임산부의 경우엔 배가 크기 때문에 하체만으로 똑바로 서는 것은 어렵습니다.

그래서 임산부는 머리를 약간 앞으로 숙여 몸의 중심을 앞쪽으로 이동시키고 그 흐름으로 엉덩이를 띄우며 일어서는 법을 추천합니다. 다리와 허리의 근육을 쓰지 않아도 쉽게 일어설 수 있습니다.

다만 머리를 너무 앞으로 숙이면 허리를 다칠 위험이 있으므로 가볍게 목례를 하는 정도가 바람직합니다.

POINT

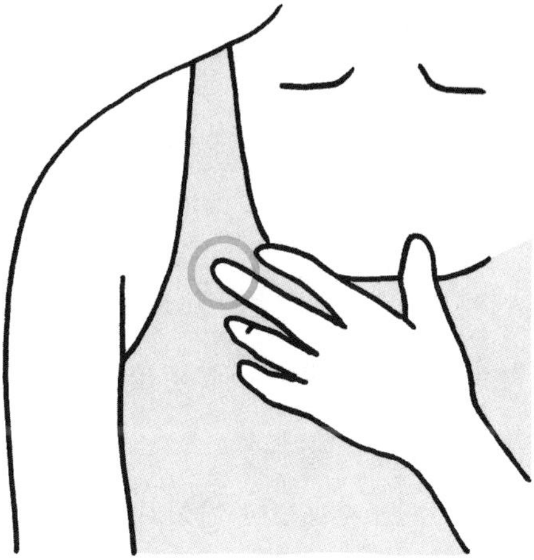

겨드랑이 밑에서 몸쪽으로 손가락 3개 정도 안쪽에 있는 '쿠퍼 인대'가 약해지면 몸을 지탱하지 못해 요통이 생길 수 있다. 브래지어의 어깨끈은 몸에 맞는 길이로 조정하자.

BODY MOTION LIFEHACK

057

피곤해지지 않게 아이 안는 법

부모님들에게 아이를 장시간 안고 있을 수 있는 올바른 자세에 대해 자주 질문을 받습니다. 힘을 빼고 온몸으로 기대는 아이는 정말 무겁습니다.

잠을 재우기 위해 오랫동안 걸쳐서 안고 있다가 피로가 쌓인 경우도 적지 않을 것입니다. 피곤해지지 않으려면 다음의 방법을 시도해보세요.

피곤해지지 않게 아이를 안는 법

① '피곤해지지 않게 서 있는 법'대로 선다(귀, 어깨, 골반이 일직선상에 있게 한다).

② 아이의 머리를 앞가슴에서 목 부근에 둔다(정면에 두지 않는다).

③ 양 겨드랑이를 조이고 한 손으로 엉덩이를 받치고 다른 한 손으로는 등을 떠받친다.

아기를 안고 있을 때 새우등이나 요추전만 자세를 하면 몸이 아이와 제대로 밀착되지 않습니다. 그래서 쓸데없는 힘을 쓰게 되어 팔이 피로해지는 것입니다.

아기에게도 부담이 되므로 '피곤해지지 않게 서 있는 법'으로 서서 안는 것이 가장 좋습니다. 또 아기의 머리 위치가 낮아지지 않게 하는 것이 중요합니다.

POINT

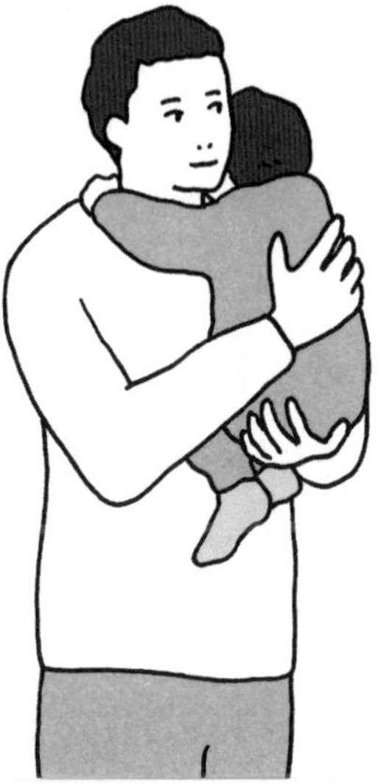

아기의 머리 위치를 높이고 몸을 밀착시키면 무게 중심이 안정되어 근육에 대한 부담이 줄어든다.

아기의 위치가 낮아지면 무게 중심이 내려가면서 부하가 커집니다. 목에서 앞가슴 근처에 머리가 오도록 안으면 안정감이 있습니다.

이때 양 겨드랑이를 꽉 조이세요. 겨드랑이를 조이면 아기와 몸이 밀착되어서 팔 근육의 피로를 줄일 수 있습니다.

BODY MOTION LIFEHACK

058

안전하고 편하게 유아차 운반하는 법

육아 중인 분은 전철에 타거나 계단을 오를 때 유아차를 들어올려야 할 때가 종종 있습니다. 유아차 손잡이를 잡고 들어 올리려고 하면 팔 근육에 의지해야 하므로 중노동입니다. 또 유아차가 흔들리므로 안에 타고 있는 아이가 놀라게 되지요.

유아차를 옮길 때는 파이팅 포즈를 하고 본체의 골격을 잡도록 하세요. 유아차를 몸에 밀착시켜서 옮기면 전철을 탈 때도 허둥지둥할 필요가 없습니다.

계단을 올라갈 때도 같은 방법으로 하면 됩니다. 다만 유아차에 몸을 밀착시킨 상태로는 발밑이 잘 보이지 않아 위험하므로 정면을 보며 올라가지 말고 비스듬하게 단차를 확인하며 천천히 올라가도록 합니다.

단, 이 방법은 어쩔 수 없이 계단을 올라가야만 하는 상황일 때의 방법입니다. 아이를 태운 채로 계단을 올라가는 것은 위험하므로 엘리베이터 등 다른 방법이 있다면 돌아가더라도 그쪽을 선택하세요.

아이가 걸을 수 있다면 유아차를 접어서 들고 아이의 손을 잡고 함께 계단을 올라가는 것이 가장 좋겠지요

POINT

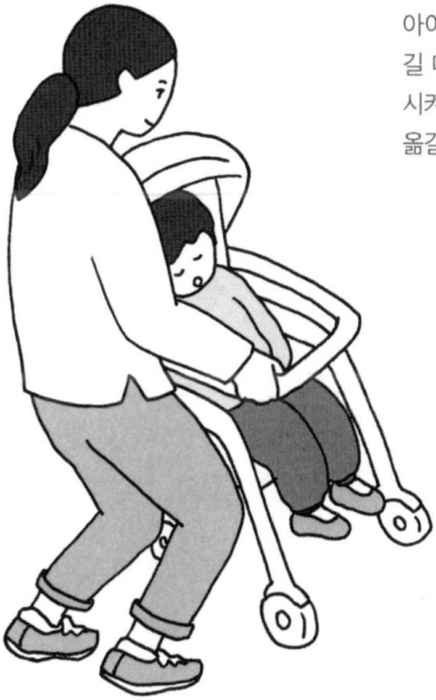

아이를 태운 상태로 유아차를 옮길 때는 파이팅 포즈로 몸에 밀착시켜서 들면 힘을 크게 주지 않고 옮길 수 있다.

BODY MOTION LIFEHACK

059

환자를 침대에서 일으키는 법

재택 간호를 할 경우가 생긴다면 환자를 침대에서 일으키거나 들어 올리는 동작을 일상적으로 하게 됩니다. 저는 간병 전문가는 아니지만 동작 분석의 관점에서 어떤 동작을 해야 간병인(돌봄 제공자)의 몸에 부담이 덜 가는지 알려드리고 싶습니다.

환자를 침대에서 똑바로 일으켜 세울 때 다음과 같은 동작을 하면 간단하게 일으킬 수 있습니다.

환자를 정면에서 일으켜 세우는 법

(환자의 왼쪽 어깨 쪽에 간병인이 서 있는 경우)

① 환자의 몸 밑으로 오른손을 넣고 오른쪽 견갑골 언저리에 손바닥을 둔다.

② 환자의 오른손을 왼쪽 골반 위로 가져 온다.

③ ②와 동시에 간병인은 오른손으로 환자의 몸을 일으켜 세운다.

이 방법대로 하면 근력을 거의 사용하지 않고 환자를 침대 위로 일으킬 수 있습니다.

간병인이 환자의 오른쪽 어깨 쪽에 서 있는 경우에는 좌우를 바꿔서 하면 됩니다.

POINT

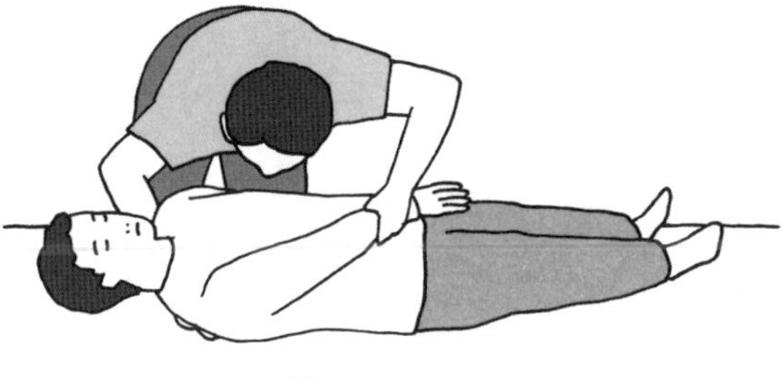

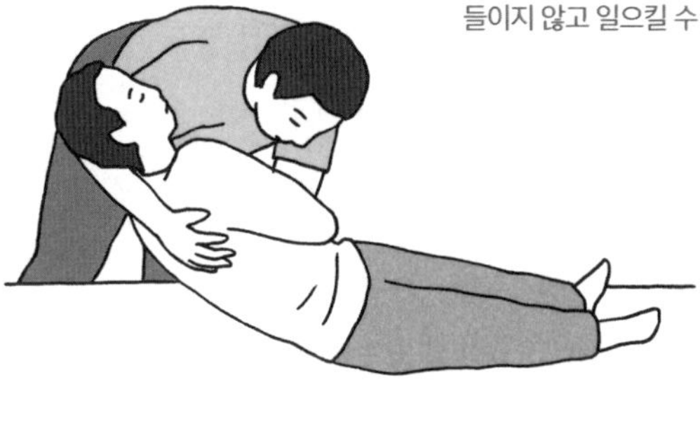

환자를 일으킬 때는 환자의 몸 밑으로 손을 넣고 간병인의 손 위치를 조절하면 힘들이지 않고 일으킬 수 있다.

BODY MOTION LIFEHACK

060

환자를 침대 끝에 앉히는 법

침대에 누워있는 환자를 휠체어에 태우려면 먼저 침대 끝에 앉혀야 합니다.

정면으로 일으킨 다음 침대 끝에 앉히려면 동작을 2번 해야 하므로 간병인은 물론 환자의 부담도 커집니다. 다음의 동작으로 진행하면 침대에 누운 채 한 번의 동작으로 침대 끝에 앉힐 수 있습니다.

환자를 침대 끝에 앉히는 법

(환자의 오른쪽 어깨 쪽에 간병인이 서 있는 경우)

① 환자는 똑바로 누워서 양 무릎을 세운다.

② 간병인은 환자의 목 밑으로 왼손을 넣어 환자의 왼쪽 견갑골 근처에 둔다.

③ 환자의 왼발 정강이를 안쪽에서 오른손으로 잡는다.

④ 환자의 왼발 정강이를 미끄러뜨리듯이 침대 밖으로 가지고 간다(이와 동시에 왼손으로 환자의 상체를 일으킨다).

이 동작은 환자의 전신을 동시에 움직이기 때문에 두 사람 모두 근력을 거의 쓰지 않습니다. 단, 환자가 동작을 모르는 상태로 하면 제대로 되지 않으므로 여러 번 함께 연습해볼 필요가 있을 것입니다.

POINT

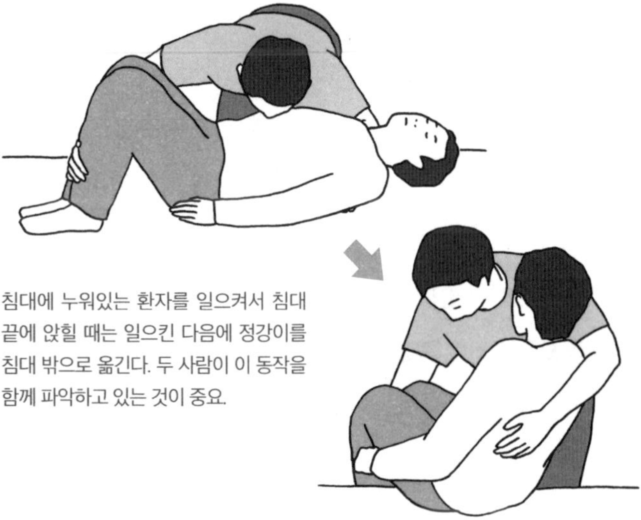

침대에 누워있는 환자를 일으켜서 침대 끝에 앉힐 때는 일으킨 다음에 정강이를 침대 밖으로 옮긴다. 두 사람이 이 동작을 함께 파악하고 있는 것이 중요.

BODY MOTION LIFEHACK

061

환자를 침대에서 들어 올리는 법

환자를 침대에서 들어 올려 이동하고 싶을 때 동작이 잘못되면 간병인의 허리에 큰 부담이 가서 허리를 삐끗할 위험이 높습니다.

보통은 한쪽 팔을 환자의 등에, 다른 한팔을 환자의 양 무릎 안에 넣고 팔 근육만으로 들어 올리려고 합니다. 오른팔과 왼팔이 같은 방향을 향하고 있는 것이지요. 이러면 팔의 근력만으로 들어올려야 해서 상당한 중노동이 됩니다. 그래서 추천하고 싶은 것이 다음의 방법입니다.

환자를 침대에서 들어 올리는 법

(환자의 오른쪽 어깨 쪽에 간병인이 서 있는 경우)

① 환자의 몸 밑으로 왼손을 넣어 왼쪽 견갑골 근처에 둔다.

② 환자에게 간병인의 몸을 껴안고 있으라고 부탁한다.

③ 오른팔을 환자의 양무릎 안쪽에 넣고 안는다(이때 양무릎의 앞쪽이 아닌 안쪽에서 팔을 넣는다).

④ 그대로 허리를 펴고 일어선다.

포인트는 환자의 양무릎을 안을 때 몸 먼 쪽에서 팔을 넣는 것입니다. 간병인의 오른팔과 왼팔이 환자의 몸을 잠그는 형태가 되어 팔 근육의 손상을 줄일 수 있습니다.

POINT

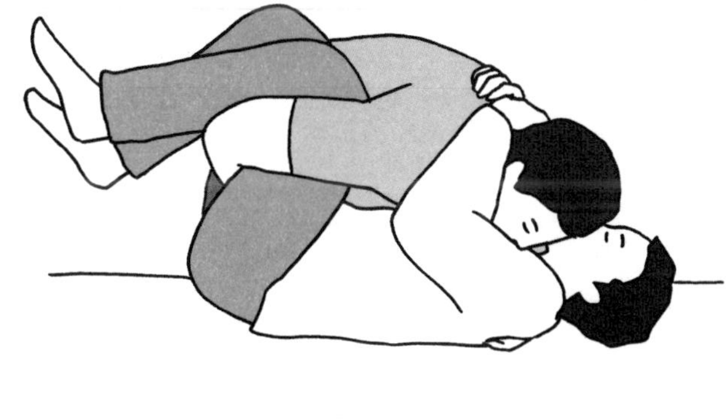

환자를 침대에서 들어 올릴 때 손 근육만으로 들어 올리려고 하면 허리를 삐끗할 수 있다. 순서대로 하면 허리에 부담을 주지 않고 안을 수 있다.

062

환자의 보행을 돕는 법

재택 간병을 할 때 보행을 돕는 문제로 고생하는 분들이 많습니다. 보행 시 부축할 때 '넘어지면 안 된다'고 생각한 나머지 환자의 팔을 꽉 잡는 분이 있는데 이것은 좋지 않습니다.

보행은 골반과 다리, 팔 등의 전신이 연동해서 움직이면서 몸의 무게 중심을 이동하는 행위입니다. 보행 시에 팔을 잡으면 자연스러운 무게 중심 이동을 방해해 오히려 넘어지기 쉬운 상태가 됩니다.

적절한 보행 부축 방법

① 서는 위치는 기본적으로 환자 비스듬하게 뒤쪽(환자가 오른손잡이라면 왼쪽에. 왼손잡이라면 오른쪽에. 마비가 있는 경우에는 마비가 된 쪽에. 지팡이를 사용할 경우는 잡지 않는 쪽에).

② 환자의 몸에 직접 닿지 않도록 한다(가까운 위치에 바짝 달라붙어 있다가 밸런스가 무너졌을 때 잡아 줄 수 있도록 한다).

이것이 기본적인 보행을 돕는 방법입니다. 손을 잡고 걸을 경우 왼쪽에 선 사람은 왼손으로 환자의 왼손을 밑에서 받치듯이 잡아주세요.

그리고 오른손은 허리께에 받쳐서 균형을 잃었을 때 지탱해줍니다. (오른쪽에 서는 사람은 반대)

또 간병인은 환자의 무게 중심 이동을 방해하지 않도록 걷는 페이스를 맞추는 것도 중요합니다.

POINT

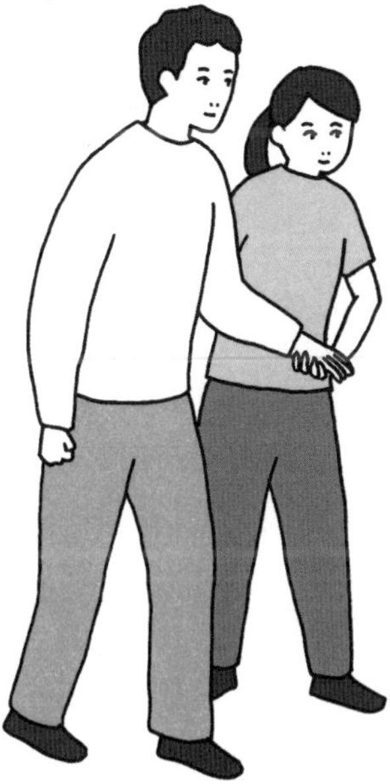

환자의 보행을 도울 때는 비스듬하게 뒤쪽에 서고, 손을 잡을 때 아래에서 살짝 받치듯이 잡는다.

PART 1 PART 2 PART 3 PART 4 PART 5 PART 6 육아 · 간병 PART 7 PART 8 PART 9 PART 10 PART 11

BODY MOTION LIFEHACK

063

힘들이지 않고 환자를 휠체어로 이동시키는 법

간병 현장에서는 침대에서 휠체어로 이동이 빈번하게 이루어집니다. 저는 간병 전문가는 아니지만 동작 분석의 관점에서 어떻게 해야 수월하게 이동할 수 있는지 알려드리겠습니다.

먼저 환자를 침대 끝에 걸치게 앉히고 '엉덩이 위치가 무릎보다 위에 있도록', '발은 골반 넓이로 벌리고 발바닥 전체가 바닥에 닿아 있게' 해주세요.

하기 힘들다면 간병 침대의 높이를 조절합니다. 휠체어는 침대 가까이 가져와서 환자의 무릎에서 주먹 하나 정도 떨어진 곳에 둡니다.

간병인은 환자의 휠체어 쪽 견갑골과 반대쪽 골반을 잘 받치면서 상반신을 밀착시킵니다. 이때 환자의 휠체어 쪽 다리의 연장선 상에 간병인의 다리가 오도록 휠체어에서 떨어진 쪽의 다리는 서로의 무릎이 겹칠 정도로 가까이 댑니다.

간병인은 무게 중심을 낮추고 환자의 무게 중심에 맞춰서 허리를 낮춥니다. 이 자세가 됐으면 환자를 앞쪽으로 유도하면서 엉덩이를 들어줍니다.

그 높이 그대로 환자와 함께 회전하면서 밀착한 채로 휠체어에 앉혀주세요. 이처럼 '몸을 밀착시킨다', '무게 중심을 같은 높이에 둔다'는 것이 이동할 때 돕기의 포인트입니다.

간병인과 환자 모두 몸의 부담을 줄일 수 있습니다.

POINT

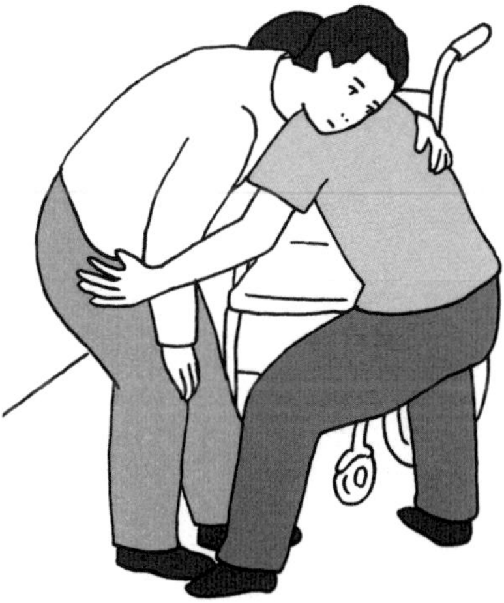

환자를 침대에서 휠체어로 이동시킬 때는 침대 맨 끝에 앉힌 다음에 무게 중심을 낮추고 환자를 안으면서 몸을 돌려서 앉힌다.

BODY MOTION LIFEHACK

064

부상자를 빠르게 옮기는 법 (의식이 있는 경우)

스포츠나 야외 레저를 하다가 걷지 못할 만큼 다리를 다친 사람이 생기면 어떻게 하면 좋을까요? 당연히 구급차를 불러야겠지만 상황이 여의치 않다면? 부상자를 당신이 옮겨야만 하는 상황입니다.

부상자가 의식이 있다면 일반적인 '어부바'로 업어도 괜찮습니다. 다소라도 의식이 있다면 부상자는 업고 있는 사람에게 매달리기 때문에 업어서 운반할 수 있습니다. 또 192쪽에서 소개한 환자를 들어 올리는 법도 유용합니다. 이 경우, 다친 쪽 다리는 움직이지 않게 합니다.

미국 해군 특수부대인 네이비씰은 좀 색다른 방법으로 의식이 있는 부상자를 운송한다고 합니다.

방법은 반듯이 누운 부상자의 양팔을 구조자의 가랑이 사이로 통과시킨 다음, 구조자의 벨트를 밑에서 잡게 합니다. 구조자는 오직 앞으로 진행합니다.

이런 방법이 정말 가능할까 의심했는데 실제로 네이비씰의 부상자 운송법으로 도입된 상태라고 합니다. 저도 시험 삼아 축구장에서 시도해봤는데 구조자는 앞으로만 나가면 되기 때문에 힘은 필요하지만 몸에 걸리는 부하는 그다지 크지 않았습니다.

하지만 이 방법은 지면이 잔디와 같은 평지가 아니면 일반적으로는 활용할 수 없습니다.

자갈길에서 이 방법을 사용하면 부상자가 상처투성이가 될 수 있습니다.

만일의 경우에는 업어서 옮기세요.

POINT

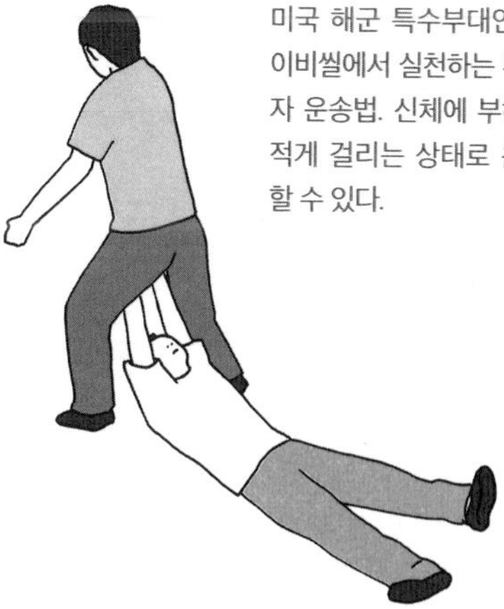

미국 해군 특수부대인 네이비씰에서 실천하는 부상자 운송법. 신체에 부하가 적게 걸리는 상태로 운반할 수 있다.

BODY MOTION LIFEHACK

065

부상자를 빠르게 옮기는 법 (의식이 없는 경우)

일반인이 의식이 없는 부상자를 옮길 상황은 거의 발생하지 않습니다. 하지만 이상 기후로 자연 재해가 점점 늘어나고 있습니다. 만약의 경우를 대비하여 알아둬서 손해가 되지는 않을 것입니다.

전쟁 영화나 액션 영화 등에서 부상 당한 아군을 어깨에 메고 구조하는 장면을 본 적이 있을 것입니다. 그것이 바로 '파이어맨즈 캐리'라는 방법인데 '소방대원식 운반법'이라고 하며 소방대나 군대에서 사용하고 있습니다.

소방대원식 운반법을 실행하는 법

① 엎드려 있는 부상자를 끌어 안아 일으킨다.

② 부상자의 겨드랑이 밑에 목을 들이민다.

③ 어깨에 멘 다음, 한 손으로 부상자의 한쪽 다리와 한쪽 팔을 꽉

잡아 고정시킨다.

POINT

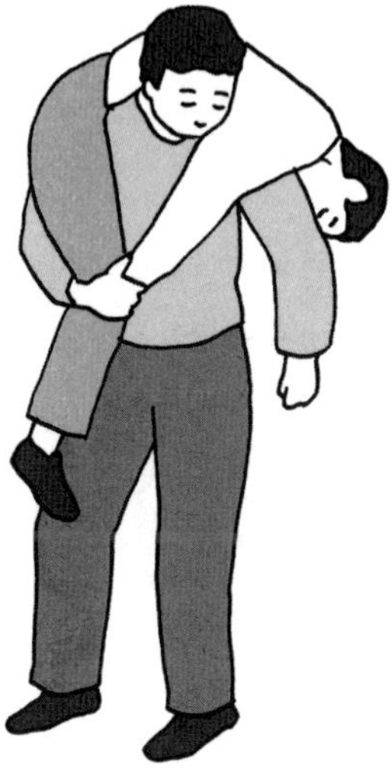

의식이 없는 부상자를 옮길 때는 '소방대원식 운반법'을 사용하면 효율적으로 옮길 수 있다.

소방대원식 운반법은 의식 불명인 사람을 옮길 수 있고 구조자의 한 손이 자유로우므로 효율적이고 편한 운반법으로 알려져 있습니다.

다만 부상자가 몸집이 크면 애초에 어깨에 짊어질 수 없습니다. 또 내장파열이나 뇌진탕일 경우, 몸을 움직이면 증상이 악화될 위험이 있습니다.

물리적으로 불가능하거나 판단이 서지 않으면 당황하지 말고 구조를 기다리세요.

COLUMN 6

운동할 때 추천하는 신발끈 묶는 법

운동할 때는 평소와는 다른 방법으로 신발끈을 매보세요. 특히 테니스나 축구같이 발을 많이 움직이는 경기는 주의가 필요합니다. 일반적인 방법으로 끈을 묶으면 발뒤꿈치가 고정되지 않아 다치기 쉽기 때문입니다. 운동할 때는 다음과 같은 방법으로 신발끈을 묶어주세요.

- 신발의 가장 윗구멍과 두 번째 구멍을 통과하는 끈을 약간 당겨 고리를 만든다(좌우 각각).
- 오른쪽 끝은 왼쪽 고리로 통과시키고 왼쪽 끝은 오른쪽 고리로 통과시킨다.
- 평소대로 꽉 묶는다.

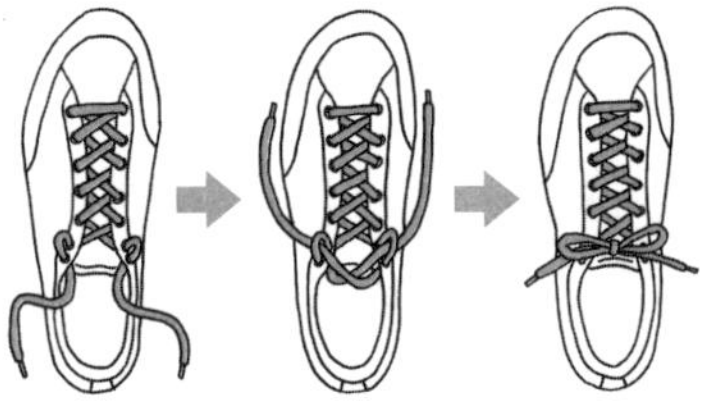

이렇게 하면 신발 뒤꿈치 쪽이 조여지기 때문에 발과 신발이 딱 맞게 고정됩니다. 그래서 격렬한 운동을 해도 신발이 잘 벗겨지지 않습니다.

PART
7

운전

BODY MOTION LIFEHACK

066

피곤해지지 않게 자전거 타는 법

평소 이동 수단으로, 혹은 취미로 자전거를 탈 때 다리가 금방 피곤해지는 사람은 없나요? 금방 지치는 것은 어쩌면 체력 저하 때문이 아닌 자전거 타는 법이 잘못된 것일지도 모릅니다.

자전거를 탈 때는 아래와 같은 몇 가지 체크 포인트가 있으므로 자신이 평소 타는 방법과 비교해보세요.

금방 지치게 자전거 타는 법

① 안장의 앞쪽에 치골(가랑이 · 골반의 앞부분)로 앉아있다.

② 안장의 높이가 낮다(앉았을 때 양발이 바닥에 닿는다).

③ 허리를 뒤로 젖히고 탄다.

④ 핸들에 체중을 싣고 손목이 꺾여있다.

피곤해지지 않게 자전거 타는 법

① 안장 뒤쪽에 좌우 엉덩이의 좌골로 앉는다.

② 안장 높이가 높다(앉았을 때 양발 모두 바닥에 닿지 않는다. 자전거를 옆으로 기울였을 때 한쪽 발이 닿는 정도).

③ 허리를 구부리고 탄다.

④ 핸들을 잡은 손목을 꼿꼿하게 펴고 있다.

이 4가지 포인트를 지키면 거짓말처럼 자전거 페달을 밟는 다리가 가벼워져서 쉽게 달릴 수 있습니다.

◆ 안장에는 좌골로 앉아 뒤쪽에서 페달을 밟는다는 느낌으로

안장 앞쪽에 치골로 앉으면 몸이 앞으로 기운 자세가 되어 핸들에 체중을 싣고 지탱하게 됩니다.

그러면 이것을 유지하려고 손목이 손등 쪽으로 꺾이고 허리를 뒤로 젖히면서 균형을 잡게 되지요. 손목이 꺾이면 팔에서부터 어깨의 근육이 긴장해서 상반신이 녹초가 되어버립니다.

그리고 안장의 높이가 낮으면 페달을 밟는 발이 뒤쪽으로 갔을 때 발목의 각도가 반드시 예각이 됩니다. 발목 예각에 의해 이번에는 종아리 근육이 긴장해서 하반신도 금방 녹초가 되어버립니다.

한편, 안장 뒤쪽에 좌골로 앉아서 허리를 구부리고 골반을 세우면 핸들에 체중을 싣지 않아도 몸이 안정됩니다. 핸들을 잡은 손목이 꺾이지 않으니 상반신이 쉽게 피곤해지지 않습니다.

또 안장을 높게 하면 페달을 밟을 때 발목이 쉽게 예각이 되지 않아 종아리에 대한 부담도 줄일 수 있습니다.

자전거는 후륜 구동(힘을 주면 뒤쪽 바퀴가 돌아간다)으로 달립니다. 앞바퀴는 뒷바퀴의 회전에 연동되는 것에 불과합니다.

그 때문에 뒤에 체중을 싣고 페달을 돌리는 것이 바퀴가 잘 굴러갑니다. 자전거를 탔을 때 빨리 피곤해진다면 대부분은 앞에 무게 중심을 싣고 페달을 돌리는 경우가 많습니다.

기분은 알겠지만, 앞에 무게 중심을 두면 둘수록 힘이 뒷바퀴로 전달되지 않습니다.

여기에서 소개한 '피곤해지지 않게 자전거 타는 법'은 자전거의 후륜 구동에 따른 방법입니다. 자전거 타는 것이 놀랄 만큼 편해지므로 꼭 실천해보세요.

POINT

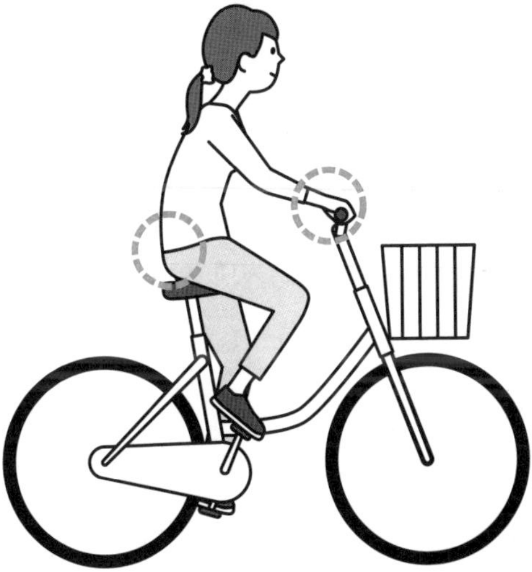

'좌골로 앉는다', '허리를 구부린다', '손목은 편다'만으로도 자전거를 타는 것이 놀랄 만큼 편해진다. 안장은 양발이 지면에 닿지 않는 정도의 높이로 한다.

BODY MOTION LIFEHACK

067

피곤해지지 않게 스포츠 자전거 타는 법

크로스 바이크와 같은 스포츠 타입 자전거는 구조상 몸이 앞쪽으로 기운 자세가 되기 쉽습니다. 핸들이 곧은 타입이 많은데 안장, 페달, 핸들이라는 3점으로 균형을 잡게 설계되어 있기 때문입니다.

그래서 크로스 바이크를 탈 때 핸들에 과도하게 체중을 싣고 손목을 구부리고 있는 사람이 매우 많습니다. 이렇게 하면 3점으로 받치기는커녕 손목 1점에 대한 부하가 너무 커져서 쉽게 지칩니다. 그러니 장거리를 달리는 것은 무리겠지요.

크로스 바이크를 탈 때도 핸들을 잡은 손이 손등 쪽으로 꺾이지 않게 조심하세요. 손은 가볍게 핸들에 대는 정도로 놓고 상체를 복근으로 지탱한다고 의식하는 것이 중요합니다. 페달은 발뒤꿈치가 아닌 발끝으로 밟아주세요.

이것은 다른 자전거도 마찬가지입니다. 발뒤꿈치로 밟으면 피로가 쌓이기 쉽고 회전 운동을 제대로 하기 어렵기 때문입니다.

또 페달을 밟는 방향(발끝의 방향)이 정확하게 진행 방향을 향하고 있는지도 주의해야 합니다.

발끝이 안쪽이나 바깥쪽으로 벌어져 있으면 힘이 제대로 전달되지 않는 것은 물론 무릎 관절에 부담을 줘서 무릎 통증의 원인이 됩니다.

요즘은 출퇴근에 스포츠 사이클을 이용하는 사람도 많습니다. 업무를 시작하기 전부터 지쳐버리면 곤란하니 올바르게 타는 법을 익히고 이용하세요.

POINT

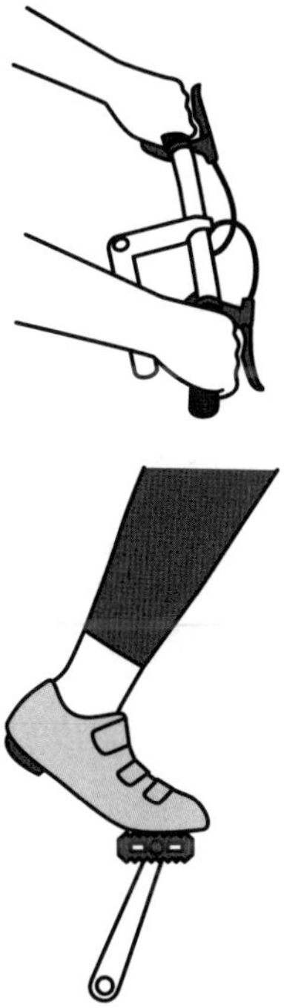

스포츠용 자전거를 탈 경우, 페달을 발끝으로 밟는 것을 꼭 기억하자. 앞으로 숙인 자세가 되기 쉽지만 핸들을 잡는 손목은 가능한 한 똑바로 펴준다.

BODY MOTION LIFEHACK

068

소형 자전거 탈 때 피곤해지지 않는 법

최근 미니 벨로라고 불리는 소형 자전거를 타는 사람이 늘고 있습니다. 타이어 사이즈가 8~20인치 밖에 되지 않는 작은 자전거입니다.

타이어가 작으면 적은 힘으로도 앞으로 나가고 핸들 조작도 세밀하게 할 수 있어서 경쾌하게 달릴 수 있습니다. 특히 출발 시 페달의 가벼움이 뛰어나서 신호 대기가 많은 거리에서 이용하기 최적입니다.

또 미니벨로는 주부의 쇼핑용이나 하이브리드 자전거 등의 큰 타이어 자전거보다도 언덕길을 편하게 올라갈 수 있는 것도 장점입니다.

1회전으로 갈 수 있는 거리는 짧지만 약간의 힘으로 앞으로 나가기 때문에 언덕이 많은 지역에서 타기 편리합니다.

다만 장거리 주행에는 적합하지 않습니다. 타이어가 작

은 만큼 페달을 돌려야 하는 횟수가 늘어나기 때문입니다.

미니벨로를 타는 사람도 자전거 안장의 높이를 높여야 합니다. 그러면 앞쪽으로 기운 자세가 되는데 이때는 등을 젖히지 말고 허리를 구부리려고 의식합니다.

미니벨로는 차체가 작은 만큼 지면에서 오는 충격이나 진동이 잘 전달되므로 등을 젖히고 있으면 쉽게 피로와 통증이 축적되므로 주의가 필요합니다.

POINT

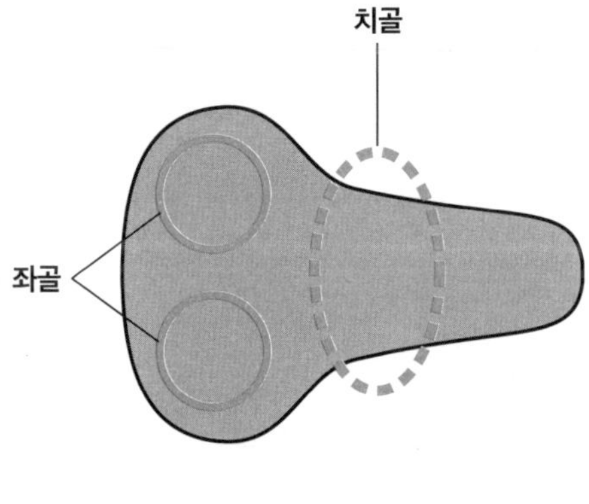

안장에 앉을 때는 좌골로 체중을 지탱하고 치골 부분을 띄운다는 정도의 느낌을 갖는 것이 중요. 치골에는 가능한 체중을 싣지 않는다.

BODY MOTION LIFEHACK

069

자전거로 언덕길 쉽게 올라가는 법

자전거 타기 힘든 길이라고 하면 단연 '언덕길'입니다. 평지를 달리듯이 페달을 밟으면 앞으로 나갈 수가 없기 때문에 허벅지 근육에 강한 힘을 주면서 돌리거나 안장에서 일어서서 페달을 밟는 사람이 대부분일 것입니다.

앞서 언급했듯이 자전거는 '후륜 구동'으로 앞으로 나갑니다. 그러므로 비탈길을 올라갈 때도 무게 중심을 뒤로 유지해야 수월하게 올라갈 수 있습니다.

이때 안장에는 좌골로 확실히 앉고 몸을 똑바로 세워줍니다. 그리고 페달을 밟는 타이밍에서 차체를 좌우로 쓰러뜨리면서 밟아보세요. 이 방법대로라면 근육에 부하를 주지 않고도 페달에 힘이 전달되므로 언덕길에서도 쉽게 앞으로 나갈 수 있습니다.

자전거 타이어를 잘 보면 알 수 있겠지만 타이어는 지면에 닿는 한가운데와 옆면의 고무 구조가 다릅니다. 옆면은 들쭉날쭉한 형태일 것입니다.

이것은 언덕을 올라갈 때 옆면을 사용하기 위해서 구조가 다른 것입니다.

또한 자전거 안장이 달려있는 바퀴살은 지면에 대해서 수직이 아니라 약간 사선 뒤쪽을 향해있습니다.

즉 안장을 높이면 높일수록 안장의 위치가 뒷바퀴와 가까워져서 후륜 구동을 하기 쉬워진다는 것입니다.

언덕길에서는 안장을 가능한 높이고 무게 중심은 뒤쪽에 유지한 채 차체를 좌우로 흔들면서 페달을 밟아보세요. 놀랄 만큼 쉽게 올라갈 수 있습니다.

POINT

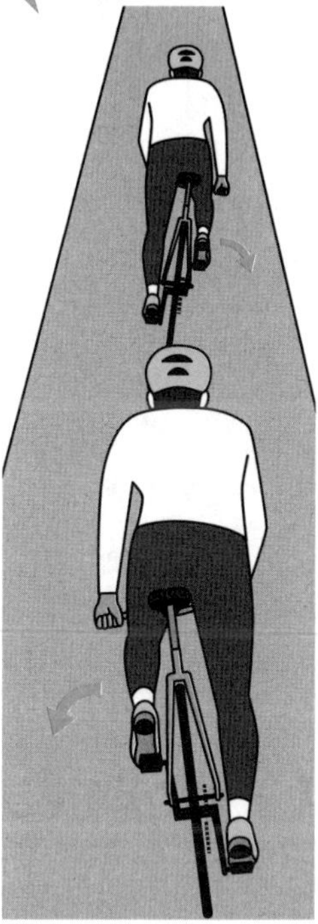

언덕길을 올라갈 때는 평지를 달리는 것과 마찬가지로 무게 중심은 뒤쪽에 둔 채로 차체를 좌우로 움직이면서 페달을 밟는 것이 베스트. 핸들에 체중을 싣지 않도록 한다.

BODY MOTION LIFEHACK

070

실내 자전거로 어깨 결림과 요통 예방하기

헬스장에서 실내 자전거를 탈 때도 앞서 말한 '피곤해지지 않게 자전거 타는 법'으로 타면 근육의 피로를 줄이면서 심폐 기능도 높일 수 있습니다. 또한 실내자전거는 타는 방법에 따라서 어깨결림이나 요통을 예방할 수도 있습니다.

어깨 결림 예방법으로는

- 팔꿈치를 90도로 굽히고 겨드랑이를 조인다
- 등을 구부린다
- 체중을 앞쪽에 싣고 상반신을 고정시킨 후, 전력을 다해서 페달을 밟는다

1분 정도 해 보세요. 금방 어깨가 가벼워지고 팔을 머리 위로 올리는 것도 편해집니다.

요통 예방법으로는

- 무릎이 바깥쪽을 향하게(O자 다리) 자전거에 앉는다

- 골반이 안장 밖으로 삐져나갈 정도로 허리를 크게 흔들면서 페달을 밟는다
- 페달 밟는 발이 맨 밑으로 가기 전에 골반을 들어 올린다

골반이 다리를 주도하며 페달을 밟는다는 느낌으로 3분 정도 해보세요. 허리 근육이 유연해지고 나른함과 묵직함도 줄어듭니다.

POINT

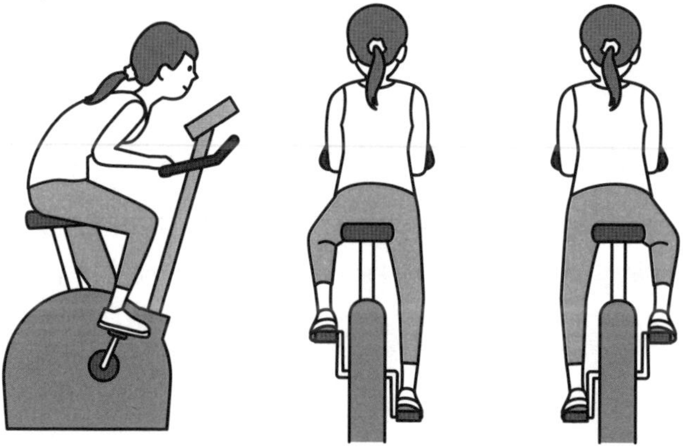

- 왼쪽 : 어깨결림 대책으로. 겨드랑이를 꽉 조이고 손에 체중을 싣고 전력을 다해 1분 정도 페달을 돌린다.
- 중앙과 오른쪽 : 요통 대책으로. 양쪽 다리를 O자 다리로 만든 후, 골반이 주도하는 느낌으로 3분 정도 페달을 밟는다.

BODY MOTION LIFEHACK

071

운전 피로를 예방하는 좌석 세팅법

장시간 운전할 때 피곤해지지 않으려면? 그 답은 '소형 트럭'에 탔을 때의 자세로 앉는 것입니다. 일반적인 소형 트럭 좌석에는 등받이 각도조절 기능이 탑재되어 있지 않습니다. 따라서 등받이는 항상 세워져 있고 척추를 쭉 편 자세로 운전하게 됩니다.

운전할 때도 '피곤해지지 않게 앉아있는 법'과 마찬가지로 귀 어깨, 허리가 일직선이 되어 축이 흔들리지 않는 편이 중력의 손상을 피할 수 있어서 근육이 피로해지지 않습니다.

또한 소형 트럭은 좌석과 핸들의 위치가 원래 가까우므로 항상 팔꿈치를 살짝 구부린 상태로 운전하게 됩니다. 사실 이것도 중요한데 팔을 뻗은 상태에서 핸들을 잡게 되면 아무래도 말린 어깨가 되므로 때문에 상반신에 피로가 쌓입니다.

일반 차를 운전할 때도 소형 트럭 환경에 가깝게 좌석 세팅을 해보세요.

등받이 조절 기능을 사용하지 말고 팔꿈치를 가볍게 구부린 상태로 핸들의 윗부분을 잡는 것이 바람직합니다. 엑셀이나 브레이크와 발의 거리도 발을 쭉 뻗어야만 닿는 위치는 좋지 않습니다.

좌석 세팅을 할 때는 핸들을 잡은 손의 손목이 무리없이 펴지는 포지션으로 하는 것도 중요합니다. 운전 중에는 핸들을 잡은 위치를 일정하게 유지하지 말고 적당하게 움직이는 것이 근육의 피로를 막을 수 있습니다.

POINT

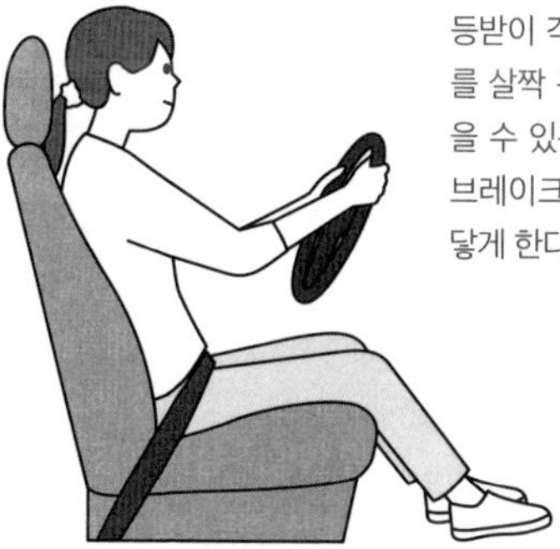

등받이 각도 조절 기능을 쓰지 않고 팔꿈치를 살짝 구부린 상태로 핸들의 윗부분을 잡을 수 있는 포지션이 바람직하다. 엑셀이나 브레이크도 다리를 살짝 구부린 상태에서 닿게 한다.

BODY MOTION LIFEHACK

072

장거리 이동도 걱정 없다! 운전 피로를 막는 '사각형 자세'

운전할 때 왼손은 늘 핸들을 잡은 채로 있고 오른손은 가끔 변속 레버나 내비게이션, 라디오 등을 조작합니다. 그러다 보니 어느새 오른쪽 어깨가 처지면서 어깨선과 허리선이 어긋나버리고 이것이 피로의 원인이 되기도 합니다. 어깨선과 허리선을 평행하게 유지하는 '사각형 자세'를 명심하세요.

다만 주의할 것은 서 있거나 앉아있을 때와 마찬가지로 아무리 바른 자세라도 같은 자세를 지속하는 것은 그 자체가 근육 피로를 유발하는 큰 원인이라는 것입니다.

운전도 마찬가지입니다. 엉덩이 위치를 바꾸지 않거나 핸들을 잡은 위치를 바꾸지 않고 계속 같은 자세로 있으면 근육이 긴장돼서 몸이 나른해집니다.

피곤해지지 않으려면 정지 신호 때 어깨나 허리를 움직

이는 등 근육이 뭉치지 않도록 하는 것이 중요합니다.

또 장시간 운전할 때는 반드시 정기적으로 쉬고 차에서 내려 걷도록 하세요. 같은 자세로 앉아있으면 다리의 혈류가 막혀서 최악의 경우 '이코노미 클래스 증후군'이 올 수도 있습니다.

인간의 몸은 '움직이지 않으면' 지치고, '움직이면' 피로가 풀린다는 것을 잊지 마세요.

POINT

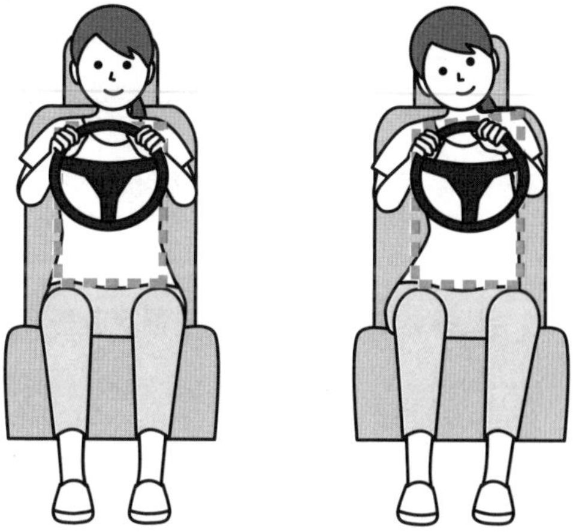

운전 중에는 어깨와 허리선의 평행을 유지하자. 다만 같은 자세는 피곤이 쌓이는 원인. 핸들을 잡은 위치와 엉덩이 위치를 정기적으로 움직이는 것이 좋다.

BODY MOTION LIFEHACK

073

졸음 운전을 방지하는 앉는 자세

도쿄 대학 가네코 시게히코 명예 교수 등의 연구진은 졸음 운전 방지를 위한 연구를 해왔습니다. 그 연구에 따르면 '가장 편안한 착석 자세는 등받이 각도가 33도일 때'라고 합니다.

33도라면 좌석을 뒤로 제법 젖힌 상태입니다. 당연히 이 각도에서 운전하진 않지만, 좌석을 젖히고 있는 것이 운전 중 졸음을 부르는 하나의 원인이라는 것은 알 수 있습니다.

등받이를 뒤로 젖힐수록 몸이 편안해진다는 것은 가네코 명예 교수팀의 연구가 제시한 그대로입니다. 그리고 몸이 편안해지면 졸음이 오는 것은 당연지사입니다. 그러므로 졸음 운전을 방지하려면 등받이를 세워서 몸이 편안해지지 않게 하는 것이 중요합니다.

지금까지 소개한 '피곤해지지 않게 운전하는 법'으로는 편안하게 운전할 수 없는 것이 아쉽다고 생각하는 분이 계실지도 모릅니다.

하지만 운전하는 시간은 편안해져서 잠들기 위한 시간이 아니라 절대로 잠들면 안 되는 활동적인 시간입니다.

POINT

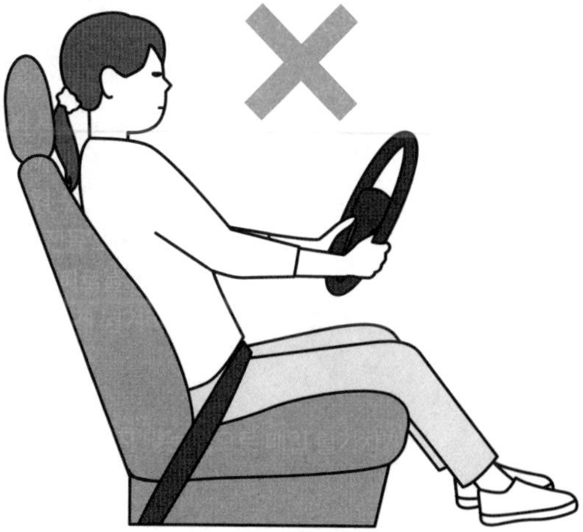

인간의 몸은 등받이를 뒤로 젖히면 졸리게 만들어져 있다. 피곤할 때는 운전 전에 반드시 좌석을 세우는 습관을 들이자.

제 2 부

'피곤해지지 않는 생활 습관'으로 피로 회복!

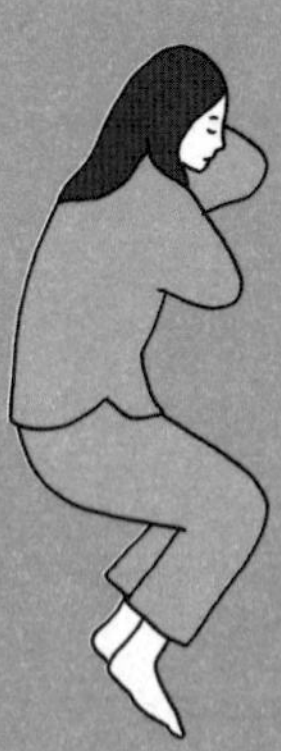

피곤해지지 않게
자는 법

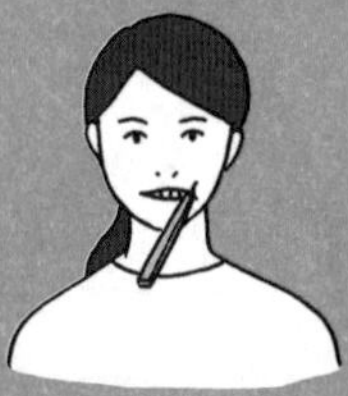

씹는 습관을
고치는 법

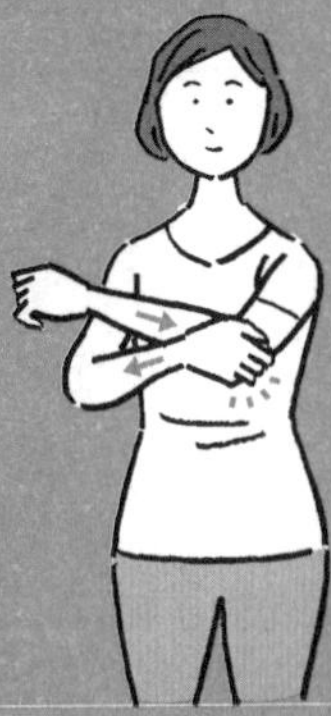

어깨 결림 해소
스트레칭

육체적 피로에 더해 매일 반복되는 피로의 큰 원인이 되는
뇌 피로와 정신 피로를 해소할 수 있는 다양한 방법을 소개합니다.

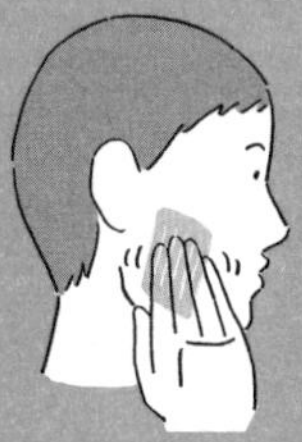

두통 예방을 위한
안면 스트레칭

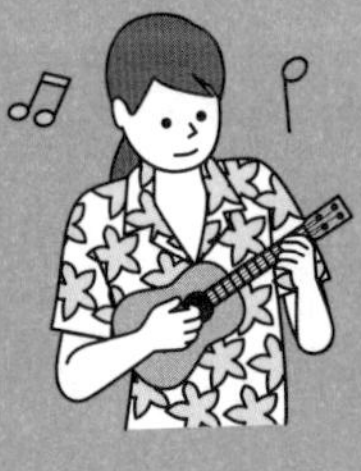

악기 연주로
마음을 유연하게

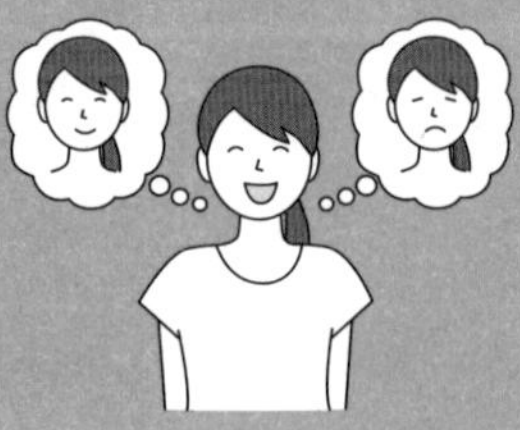

가짜 웃음으로
마음의 피로를 푸는 법

'피곤해지지 않는 생활 습관'의 포인트

◆ 양질의 수면과 식사가 피곤해지지 않는 몸을 만든다

제1부에서는 일상생활의 다양한 상황 속에서 어떤 자세나 동작을 해야 쉽게 '피곤해지지 않는 몸'을 만들 수 있는지를 소개했습니다.

중력의 부하를 줄이는 자세와 동작에 유의하면 근육 피로가 최소한으로 줄어 이전보다 가볍게 일상생활을 할 수 있을 것입니다.

하지만 인간의 피로는 '육체적 피로'에 더하여 '뇌 피로'와 '정신적 피로' 등 다양한 원인이 서로 얽혀서 배로 늘어납니다.

그래서 2부에서는 육체 피로에 더해 뇌 피로와 정신적 피로에도 접근하여 피로를 종합적으로 해소하기 위한 방법을 알려드리고자 합니다.

이를 위한 수단으로 다룰 것은 '수면', '식사', '피로 회복 스트레칭', '멘탈 관리 기술'입니다. '수면'은 약해진 몸의 세포를 복구하여 육체 피로를 개선하거나 뇌가 기억을 정리하고 멘탈을 가다듬는 귀중한 시간입니다.

질 좋은 수면은 심신의 건강을 조절하는 자율신경계의 균형을 안정시켜줍니다. 세상에는 수많은 수면법이 있지만 이 책에서는 저의 전문 분야인 동작 분석 시점에서 질 좋은 수면을 위한 조언을 해드리겠습니다.

그리고 피로를 푸는 데 꼭 필요한 것이 매일의 식사입니다. 스포츠 선수들이 의식적으로 섭취하고 있는 피로 회복을 위한 식재료를 소개하는 동시에 '씹는 습관' 때문에 쌓이는 피로를 막을 수 있도록 주의 사항도 알려드립니다.

또한, 피로 회복을 위한 올바른 스트레칭법과 멘탈을

가다듬어 건강한 매일을 보낼 수 있는 방법도 포함되어 있습니다.

강인한 멘탈의 스포츠 선수들이 어떤 마음가짐으로 경기에 임하는지 아는 것은 여러분이 업무에 임할 때도 도움이 될 것입니다.

◆ 숙면의 포인트는 '자주 뒤척이는 것'

질 좋은 수면을 취하기 위해서는 '숙면'과 '피곤해지지 않게 자는 자세'로 나눠서 생각해야 합니다. 숙면하려면 자율신경계 속 부교감신경의 기능을 높이는 것이 필요합니다.

부교감신경의 기능은 남성은 30대, 여성은 40대부터 떨어진다고 하는데 나이를 먹을수록 숙면을 취하지 못하는 사람이 많은 이유 가운데 한 요인이라고 볼 수 있습니다.

부교감신경의 기능을 높이기 위해서 목욕을 비롯한 잠들기 전의 생활 습관을 재검토해 보세요. 또 잠을 깊이 잤음에도 불구하고 아침에 일어났을 때 피곤할 경우가 많습니다.

몸이 나른하다, 무겁다, 아프다와 같은 컨디션 난조는 뇌는 쉬었지만 몸은 쉬지 못했다는 증거입니다.

잠을 잤는데도 몸이 쉬지 못한 것은 잘 때의 환경과 자세로 인해 몸에 피로가 쌓이기 때문입니다. 근육은 깨어 있을 때와 마찬가지로 계속 같은 자세로 있으면 혈류가 악화되어 점점 피로 물질이 쌓입니다.

즉 잘 때도 가능한 자세를 자주 바꿔야 몸이 덜 피로해집니다. 그러기 위해 필요한 것은 '자주 뒤척이는 것'. 자주 뒤척이면 자는 동안의 근육 피로가 줄어서 아침에 일어났을 때 덜 나른하고 피곤도 덜합니다.

PART 8에서는 '숙면'과 '피곤해지지 않게 자는 자세'라는 두 측면에서 여러분의 수면을 돕겠습니다.

◆ 식사 포인트는 '좌우 균등하게 씹는 것'

갑자기 화제가 달라지는 것 같지만 모든 사람의 피로를 풀어주는 식재료 같은 것은 존재하지 않습니다. '이것을 먹으면 건강해진다', '이것을 먹으면 피로가 풀린다'는 식재료가 있지만 효과를 느끼는 사람이 있는 반면, 느끼지 못하는 사람도 있습니다.

그도 그럴 것이 모든 인간은 유전자는 물론, 태어나 자란 환경도 체질도 다르므로 모든 사람에게 효과가 있는 건강 식재료 같은 건 있을 리가 없는 것입니다.

그 전제 위에서 많은 현대인에게 부족한 것이 '장내 환경을 정돈해주는 식사'라고 할 수 있습니다. 장내 환경이 악화되면 체내의 혈류도 악화되어 육체적인 피로가 쌓이기 쉽고 자율 신경의 균형도 깨져서 정신적인 면도 나빠집니다. 이점은 많은 의사나 영양사도 지적하고 있습니다.

실제로 가공식품이나 정크푸드만 먹는 스포츠 선수는 본 적이 없습니다. 정상급의 선수들은 영양 균형이 잡힌 식사를 하고 있기 때문에 저절로 장내환경을 양호하게 유지하고 있는 것입니다. PART 9에서는 주로 장내 환경을 정돈하기 위한 식사를 소개하겠습니다.

또 '먹는 것'에 대해 충분히 조심해도 '먹는 방법'이 잘못 되면 어느새 몸에 피로가 쌓인다는 것은 의외로 잘 알려져있지 않습니다.

대부분 음식을 씹을 때 어금니 중 한쪽을 더 많이 사용합니다. 이 습관이 오래 지속되면 몸의좌우 차이가 생기고 그것이 어깨 결림이나 요통, 몸의 나른함으로 이어지는 일이 무척 많습니다. 이 점에 대해서도 PART 9에서 설명하도록 하겠습니다.

◆ 피로 회복 스트레칭의 포인트는 '근육을 조이는 것'

어깨 결림이나 요통, 냉증 등의 개선을 위해서 또는 일상의 건강한 몸 만들기나 운동 전 습관으로 '스트레칭'을 하는 사람이 많을 것입니다. 하지만 그 모습을 보고 있으면 오히려 역효과가 날 것 같은 사람이 적지 않아요.

스트레칭이라고 하면 말 그대로 '근육을 늘리는 운동'이라고 생각하는 사람이 많습니다. 하지만 늘어난 근육을 더욱 늘리는 부하를 주면 피로와 통증이 배가될 위험이 있습니다. 즉 늘어난 근육의 피로를 풀려면 '근육을 조이는 운동'이 필요한 것입니다.

또 몸의 심부 체온이 올라가지 않은 상태에서 근육에 자극을 주면 급격하게 당겨진 근육이 원상태로 돌아가려고 하다가 오히려 단단하게 굳어버립니다.

즉 업무 중 휴식 시간 등에 갑자기 몸을 늘리는 스트레칭 스타일의 체조를 하는 것은 역효과라는 것입니다.

PART 10에서는 지금까지 아무 생각 없이 해왔던 스트레칭의 오류를 개선하고 진정한 효과를 기대할 수 있는 스트레칭법을 알려드립니다.

◆ 운동 선수도 실천하는 멘탈 관리법

마지막으로 '마음의 피로'에 대해서 조언하고 싶습니다. 저는 지금까지 정상급의 선수를 꿈꾸는 다양한 이들을 만나왔습니다. 신체 능력에는 차이가 없는데 최고가 되는 사람과 되지 못하는 사람의 차이점은 어디에 있을까?

오랜 경험 속에서 최고가 되는 사람들의 멘탈에는 공통점이 있다는 것을 찾아냈습니다. 그 답은 어쩌면 너무나 당연하고 식상한 것일 수도 있습니다.

하지만 당연하기 때문에 가장 소중하며 여러분의 멘탈 세팅에도 필수적입니다. 자세한 내용은 PART 11을 참고하세요.

그 외에 지도 경험과 과학적으로도 효과가 검증된, 마음을 강하게 하고 지치게 하지 않는 법도 소개할 것입니다. '피곤해지지 않는 마음'을 갖기 위한 습관으로 만들어 보시면 좋겠습니다.

PART
8

수면

BODY MOTION LIFEHACK

074

몸이 편안한 침대와 베개 고르는 법

몸을 뒤척이는 횟수를 늘리기 위해 침구 환경을 재점검해 보세요. 일단 침대. 푹신푹신한 매트리스는 몸이 안정되기 때문에 잘 뒤척이지 않게 됩니다.

가능하면 단단한 것을 선택하는 것이 좋습니다. 단단한 침대를 쓰면 몸을 뒤척이는 횟수가 늘어나서 허리에 주는 부담도 줄어듭니다. 다음은 베개. 자면서 계속 천장을 보고 자는 사람은 거의 없습니다. 오른쪽이나 왼쪽을 향해 옆으로 누워서 자는 시간이 반드시 있습니다.

베개의 높이는 반듯하게 누워서 잘 때는 허리가 침대에 닿는 높이가 가장 좋습니다. 하지만 같은 베개로 옆으로 누워 잘 경우, 아래쪽 견갑골이 앞으로 나와 말린 어깨가 됩니다. 이것은 어깨 결림의 원인이 됩니다.

옆으로 누워서 잘 때는 베개의 높이를 높여서 어깨가

말리지 않도록 해줘야 합니다.

추천할 방법은 가운데는 반듯하게 누울 때의 높이에 맞추고 양쪽 끝부분은 옆으로 누웠을 때의 높이에 맞추는 것입니다. 낮은 베개를 중앙에 놓고 양옆에 높은 베개를 배치하면 어떤 자세로 자든 몸에 부담을 주지 않고 잘 수 있습니다.

중앙이 움푹 들어가고 양옆이 높은 베개도 판매되고 있으니 그것을 선택하는 것도 좋습니다. 침대와 베개 환경을 잘 갖춰두면 자다가 뒤척여도 몸에 주는 부담을 덜 수 있어요.

POINT

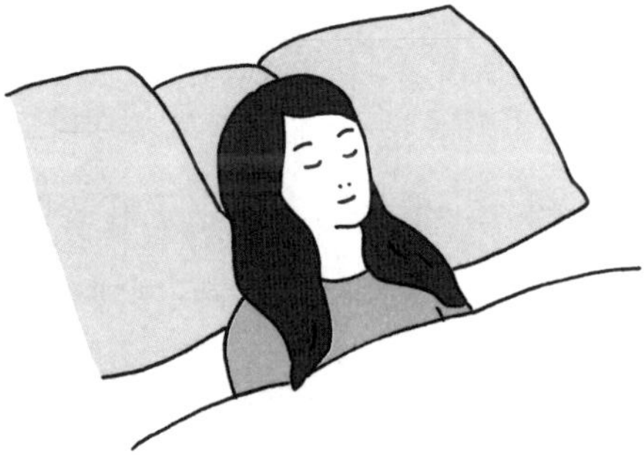

베개의 높이는 가운데는 낮고 좌우는 조금 높은 것을 추천. 몸에 부담을 주지 않는 자세로 잘 수 있다.

BODY MOTION LIFEHACK

075

숙면을 부르는 수면 환경 만드는 법

몸을 뒤척이는 횟수를 늘리려면 침대의 위치와 조명에도 신경을 써야 합니다. 침대를 벽에 붙여놓은 배치인 경우, 모로 누워서 잘 때 벽 쪽을 보며 자는 사람이 많습니다.

사람은 어두운 쪽을 향해 자는 습성이 있어서 광원이 전혀 없는 벽 쪽을 향해서 자게 됩니다. 벽을 보며 자는 시간이 길어지면 필연적으로 뒤척이는 횟수가 줄어들기 때문에 쉽게 피곤해집니다.

여행지의 호텔 등에서 자고 일어나도 어딘가 피로가 풀리지 않는다거나 몸 상태가 좋지 않다고 느낀 적이 있으신가요? 그건 아마 평소와는 침대 배치와 밝기가 달라져서 뒤척이는 횟수가 줄었기 때문이라고 추측할 수 있습니다. 호텔처럼 이불 커버를 매트리스 아래로 정돈해 둔 채로 자는 것도 뒤척임을 줄이는 원인이 됩니다.

최적의 수면 환경을 조성하려면 침대를 방 중앙에 놓고 모든 빛을 차단하면 됩니다. 밖에 가로등이 환하거나 취침등을 켠 채로 잠들면 그 빛을 등지고 눕는 경향이 있어 뒤척이는 횟수가 줄어듭니다. 방의 구조상 침대를 한가운데 두는 것이 어렵다면 모든 광원을 철저하게 차단하세요.

에어컨이나 공기청정기, 가습기 등의 전원 램프도 가능한 테이프 등으로 붙여 빛을 숨기는 것이 좋습니다.

POINT

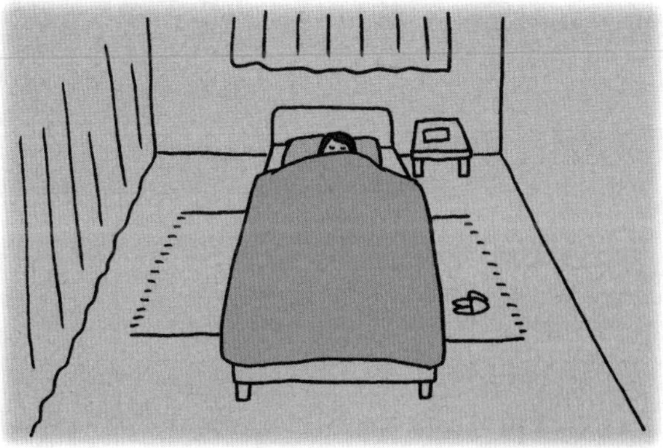

사람은 '어두운 쪽을 향해서 잔다'라는 습성이 있기 때문에 쾌적한 수면 환경을 조성하려면 모든 불을 끄고 자는 것이 중요.

BODY MOTION LIFEHACK

076

뒤척이는 횟수를 늘리는 요령

이불이나 담요 온도도 뒤척이는 횟수에 영향을 미칩니다. 일단 호텔처럼 이불 커버를 매트리스 아래 밀어 넣은 채로 잠드는 것은 좋지 않아요. 뒤척이는 것을 물리적으로 막기 때문에 온몸의 근육이 녹초가 되어버리거든요.

뒤척이는 횟수를 늘리는 요령은 이불 속 온도를 높이는 것입니다. 이불 속이 후끈후끈하고 따뜻하면 몸은 차가운 구역을 찾아서 뒤척임을 반복합니다.

언뜻 보기에는 잠을 제대로 못 이루는 것처럼 보이지만 잘 때는 움직이는 편이 몸에 대한 부담을 덜어줍니다.

험하게 자는 것이 피로를 푸는 데는 무척 효과적이라고 할 수 있습니다. 단 전기요 등으로 잠들기 전부터 이불 속을 데우는 것은 피하는 것이 좋습니다.

이불 속이 너무 더우면 새벽에 이불을 차버려서 아침까

지 따뜻한 상태를 유지할 수 없습니다. 그래서 감기에 걸리기 쉽습니다. 또 여름철 냉방을 너무 세게 해놓고 자면 한 자리에 있어도 쾌적하기 때문에 뒤척이는 횟수가 줄어듭니다.

이상 기후로 무더위가 계속되고 있어서 에어컨을 켠 채로 자는 것은 어쩔 수 없다하더라도 온도를 너무 낮게 설정하지 않도록 유의하세요.

POINT

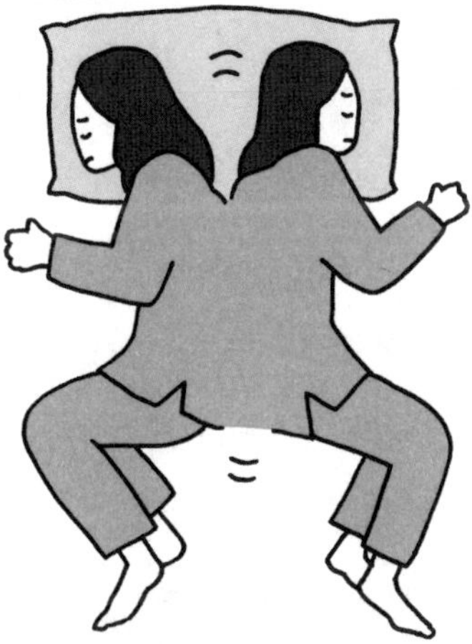

이불 속 온도를 올리면 뒤척이는 횟수가 많아져서 몸에 부담이 줄어든다. 단 전기요 등으로 너무 덥게 하는 것은 좋지 않다.

BODY MOTION LIFEHACK

077

상쾌한 아침을 위해 '태아 자세'로 자는 것이 정답

'어떤 자세로 잠을 자야 피곤하지 않을까요?'라고 물으면 대답하기 어렵습니다. 왜냐하면 잠자는 자세는 의식적으로 컨트롤할 수 없기 때문입니다.

그래서 여기서는 피로가 잘 쌓이는 사람들의 잠버릇에 대해 설명하고 이를 방지하기 위해 평소 생활 속에서 어떤 것에 유념해야 하는지 알려드리려고 합니다.

일단 허리가 안 좋거나 반듯하게 누웠을 때 침대와 허리 사이에 틈이 생기는 사람은 평소에도 요추전만이기 때문에 이미 요통이 있거나 그 예비군이라고 할 수 있습니다.

무의식적으로 위를 보고 자는 것을 피하고자 옆으로 눕거나 엎드려 자는 경우가 있습니다. 엎드려 자는 사람은 억지로 똑바로 누워서 자려고 하지 않아도 됩니다.

자기 전에 1분 정도 침대 위에서 허벅지 안쪽을 늘리는 스트레칭을 해보세요. 이것만 해도 요추전만이 완화되어 엎드려 누워서 잠들기 편해집니다.

요통 때문에 옆으로 누워서 자는 사람의 경우 다리를 모으지 않고 벌린 경우가 매우 많습니다. 두 다리가 모두 침대에 닿아 있는 상태입니다.

이 자세로 자면 골반이 비틀어집니다. 그러면 전신의 밸런스에 좌우 차이가 생기기 때문에 금방 지치는 몸이 되어버립니다.

걸을 때 항상 오른발(왼발)부터 출발하거나 양말을 신을 때 오른쪽(왼쪽)이 편하다면 골반이 틀어져 있다는 증거입니다. 일상생활에서 의식적으로 좌우 몸을 균형있게 사용하여 좌우 차이를 개선해나가는 것이 중요합니다.

자주 어깨 결림이 생기는 사람은 옆으로 누웠을 때 베개가 너무 낮아서 말린 어깨가 된 상태입니다.

옆으로 누웠을 때 베개 높이가 너무 낮지 않도록 환경을 바꿔보세요. 자기 전에 1분 정도만 좌우 견갑골을 한데 모으는 스트레칭을 해주면 쉽게 말린 어깨가 되지 않습니다.

◆ 어깨와 허리에 좋은 수면 자세

만약 잠들어있을 때의 자세를 의식적으로 컨트롤할 수 있다면 어떤 자세가 최선일까요? 그것은 '태아 자세'입니다.

엄마 배 속에 있는 태아의 모습을 떠올려보세요. 태아는 허리를 구부리고 무릎을 굽힌 자세로 있습니다. 허리를 둥글리고 무릎을 굽힌 자세가 가장 몸에 부담을 덜 주는 것입니다. 굽힌 무릎은 가지런히 모아줍니다. (위쪽 무릎을 아래쪽 무릎에 올려놓는다)

옆으로 누워서 잘 때는 되도록 '태아 자세'를 의식하면서 몸에 가해지는 부담을 줄이도록 합니다. 자고 있을 때는 자세를 컨트롤할 수 없기 때문에 몸에 완전히 익숙해지도록 하는 것이 중요합니다.

한가지 강제적으로 태아 포즈로 잘 수 있는 법이 있습니다. 그것은 해먹에서 자는 것입니다. 해먹에서 자면 자연스럽게 허리가 구부러져서 태아 포즈를 할 수 있습니다. 체중이 전신으로 분산되기 때문에 덜 피로합니다. 요통으로 고생하는 분은 시도해보세요.

POINT

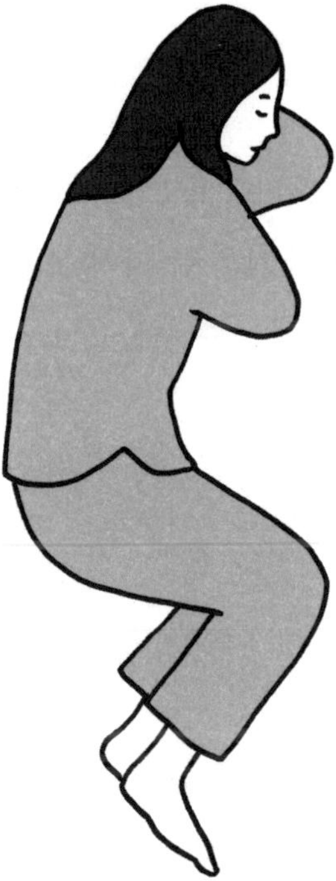

허리를 구부리고 무릎을 굽힌 '태아 자세'로 자면 몸에 부담이 줄어든다.

BODY MOTION LIFEHACK

078

자율 신경을 정돈해주는 피로 회복 목욕법

지금까지 쉽게 피곤해지지 않는 환경과 자세에 대해서 알아보았습니다. 그런데 잠을 푹 자지 못하거나 잠이 잘 들지 않아서 고민인 분이 많습니다. 그 고민을 한 번에 해결하는 방법을 알려드릴게요.

왜 잠이 잘 들지 않는 것일까요? 왜 푹 자지 못할까요? 그 이유의 일부분은 자율 신경에 있습니다. 자율 신경은 우리 몸을 활동적으로 만들거나 편안하게 이완시켜주는 신경입니다.

자율 신경에는 두 종류가 있는데 교감 신경이 활발하게 작용하면 활동적이 되고 부교감 신경이 활발하게 작용하면 몸이 편안해집니다. 밤이 되면 건강한 사람은 부교감 신경의 기능이 높아져서 저절로 잠이 옵니다.

하지만 스트레스를 과도하게 받는 현대인은 밤이 되어

도 부교감 신경의 기능이 높아지지 않아 불면증으로 고생하는 경우가 많습니다.

밤에 부교감 신경의 기능을 높일 수 있는 법 두 가지를 소개합니다.

첫 번째는 저녁 식사 시간입니다. 잠자리에 들기 3시간 전에는 저녁 식사를 끝내는 것이 부교감 신경의 작용을 높이는 데 효과적입니다.

씹는 동작은 교감 신경을 활발하게 합니다. 한편 소화나 흡수는 부교감 신경이 담당하고 있습니다. 식사가 끝나고 최소 3시간은 교감 신경이 우위가 되므로 부교감 신경을 우위에 두려면 잠들기 3시간 전까지 식사를 마치는 것이 좋습니다.

◆ 뜨거운 물과 미지근한 물을 번갈아 사용하는 목욕법

두 번째는 목욕법입니다. 40~42도의 뜨거운 물에 들어갑니다. 정수리에서 땀이 날 때쯤 30도 정도의 미지근한 물로 30초 정도 샤워를 해줍니다. 이것을 5번 반복해보세요.

뜨거운 물은 교감 신경을 자극하고 미지근한 물 샤워는 부교감 신경을 자극합니다. 교감 신경과 부교감 신경이 모두 자극을 받으면 온몸의 혈류가 현격히 좋아지고 그 결과, 푹 잘 수 있고 아침에 개운하게 일어날 수 있습니다.

근육은 마사지를 받은 것처럼 부드러워지고 육체적인 피로는 놀라울 정도로 줄어듭니다. 약간의 근육통이라면 하룻밤 자고 나면 확실히 좋아집니다.

온천에는 뜨거운 물과 미지근한 물이 준비되어 있는 곳이 많습니다. 온천에서 합숙을 한 선수들 중에는 왠지 피로가 금방 회복되었다는 선수들이 많은데 그 이유 중 하나는 뜨거운 물과 미지근한 물에 번갈아 들어가는 목욕을 하기 때문입니다.

저는 온천을 좋아해서 전국 각지의 온천을 돌아다니고 있는데 특히 야마나시현에는 뜨거운 물과 미지근한 물이 준비되어 있는 곳이 많았습니다.

집에서도 뜨거운 물과 미지근한 물에 번갈아 가며 들어갈 수 있으면 좋겠지만 욕조가 한 개뿐인 집이 대부분이므로 현실적이지 않습니다. 미지근한 물 샤워로 대체해보세요.

POINT

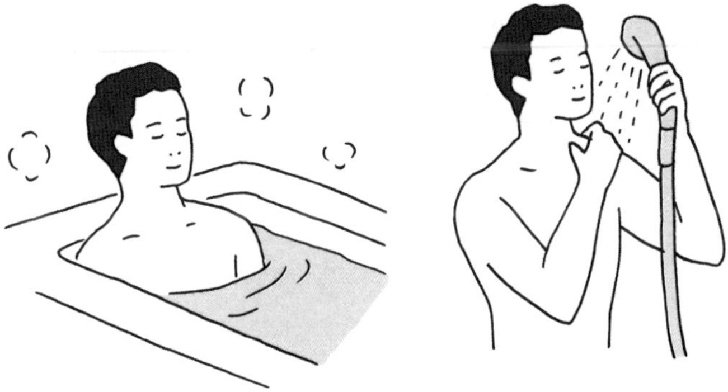

① 목욕 시 먼저 40~42도 물에 몸을 담근다.
② 정수리에서 땀이 나면 30도 정도의 미지근한 물로 샤워를 30초 정도 한다.
③ ①과 ②를 5번 반복한다.

COLUMN 7

크리스티아누 호날두의 대단한 '발끝의 힘'

축구계의 슈퍼 스타, 크리스티아누 호날두 선수. 이 선수만큼 '발끝의 힘'을 이용하는 축구 선수는 없습니다. 발끝으로 드리블을 하거나 발레리나처럼 발목을 꼿꼿하게 세운 채 착지하는가 하면 그 발을 축으로 점프하는 등 경이로운 '발끝의 힘'을 발휘하고 있습니다.

이런 재주는 발목이 경이로울 정도로 부드럽고 발가락의 힘이 굉장해야 합니다.

동작 분석의 관점에서 그가 보면 마흔 전후가 될 때까지 큰 부상을 입지 않았던 요인은 이러한 '발가락의 힘'이라고 생각할 수 있습니다. 발가락의 힘이 약하면 체간의 균형을 무너뜨리고 요통과 무릎 통증 등의 원인이 됩니다.

우리도 크리티아누 호날두처럼 평소에 발끝을 사용하려고 노력하면 좋을 것 같습니다.

PART
9

식사

BODY MOTION LIFEHACK

079

통증 개선을 위해 씹는 습관 고치는 법

누구나 자신만의 '씹는 습관'이 있어서 의식하지 않으면 자기도 모르는 사이에 오른쪽 또는 왼쪽 어금니만 쓰게 됩니다.

'씹는다'라는 동작은 수직 운동이 아니라 음식물을 으깨기 위한 회전 운동도 포함하고 있습니다. 말이나 소가 먹이를 먹을 때 위아래 이빨을 회전하듯이 으깨는데 이와 같은 운동을 우리도 어금니로 하는 것입니다.

한쪽 어금니만 사용하면 좌우 어금니의 회전 운동에 편향이 발생하여 전신에 좌우 차이가 생기게 됩니다. 인간의 턱관절 움직임은 입 주위뿐만 아니라 상당히 넓은 범위의 근육과 연동되어 있기 때문입니다.

한쪽 어금니로 수건이나 나무젓가락 등을 강하게 깨문 채 그 방향으로 상체를 비틀어보세요.

아마 깨물었을 때가 깨물기 전보다 더 많이 몸을 비틀 수 있을 것입니다. 이 좌우 불규형의 축적이 편두통, 어깨 결림, 요통 등의 원인이 되는 것입니다. 전병이나 마른 오징어 등 딱딱한 것을 씹어보면 자신의 '씹는 습관'을 바로 확인할 수 있습니다.

식사할 때 반대쪽 어금니를 의식적으로 사용하면서 균형을 잡는 것이 중요합니다.

POINT

5초간 고개를 위로 젖혔다가 '차려'자세를 해보면 한쪽으로 '씹는 버릇'이 있는 사람은 좌우 팔 길이가 다르다. 팔이 짧은 쪽의 어금니로 나무젓가락을 힘껏 깨물어주면 '씹는 버릇'을 교정할 수 있다.

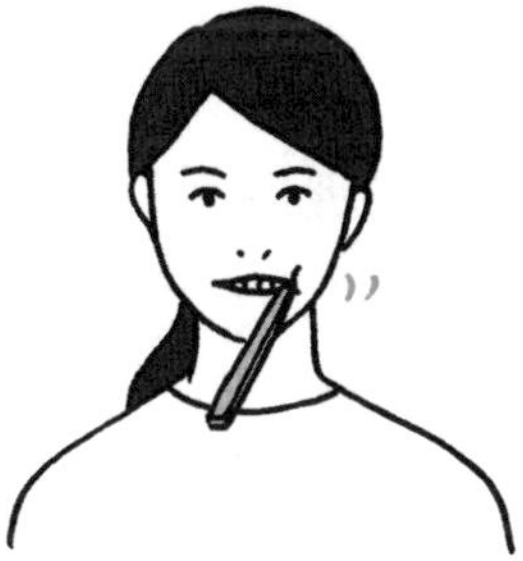

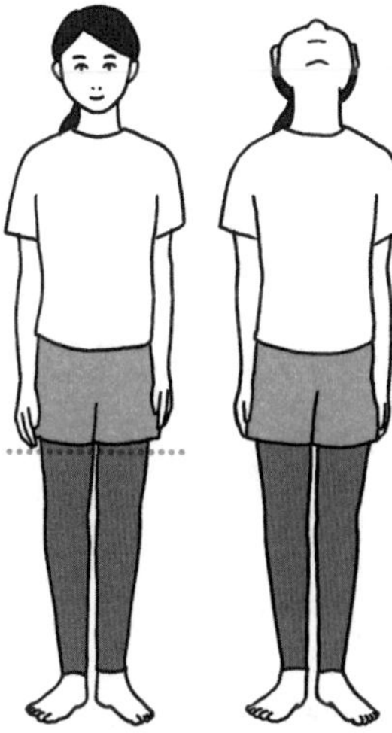

BODY MOTION LIFEHACK

080

면역력이 높아지는 '잘 먹는 법'

식품 가공 기술의 진보와 그에 동반되는 식생활의 변화에 따라 현대인은 '부드러운 음식'을 즐겨 먹습니다. 그러나 부드러운 음식만 먹는 것은 당장은 편하지만 길게 보면 여러 가지 단점이 있기 때문에 주의가 필요합니다.

딱딱한 것을 먹으면 씹는 횟수가 늘어납니다. 현대 일본인은 1끼당 620번밖에 씹지 않습니다. 쇼와시대(1926~1989) 초기에는 1,420번, 가마쿠라 시대(1185년~1333년)에는 2,654회, 야요이시대(BC300~AD300)에는 3,990회 씹었다는 연구가 있습니다.

옛날 사람은 현미와 건조한 나무 열매, 건어물 등 단단하고 씹는 식감이 있는 식재료를 많이 먹었기 때문에 씹는 횟수가 많았습니다.

씹는 횟수가 많으면 침의 분비량이 늘어납니다. 침에는

리소자임과 락토페린이라는 항균물질이 포함되어 있어 세균의 증식을 막는 등 면역력 향상의 효과를 기대할 수 있습니다.

또한 '씹는다'는 동작은 잇몸과 턱의 근육에 자극을 줍니다. 턱 근육이 약해지면 삼킴 기능에 영향이 있을 뿐만 아니라 전신의 근육 밸런스까지 무너질 수 있습니다.

즉 너무 부드러운 것만 먹으면 결과적으로 피곤해지기 쉬운 몸을 만들게 되는 것입니다.

요즘 부드러운 음식만 주로 먹었다면 의식적으로 약간 딱딱한 음식을 먹어서 약해진 근육을 단련하세요.

POINT

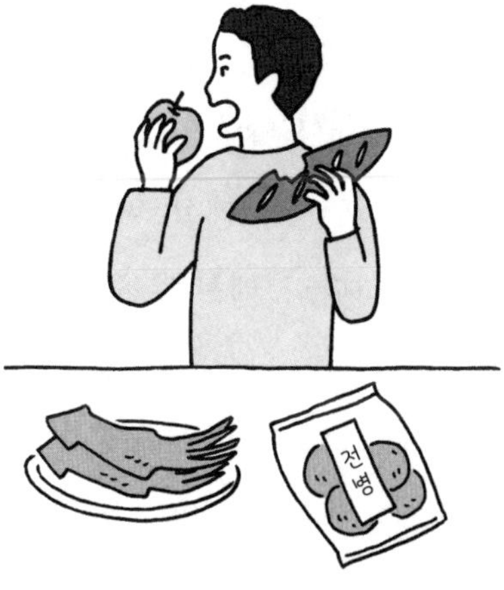

부드러운 것만 먹으면 피곤해지기 쉬운 몸을 만드는 원인이 된다. 의식적으로 약간 딱딱한 것을 먹도록 하자.

BODY MOTION LIFEHACK

081

건강한 로컬 푸드 먹기

'피로를 막는 음식'으로 추천하고 싶은 것은 '로컬 푸드' 이용입니다. 일본에서는 '지산지소(地産地消)'란 말을 쓰는데 '지역에서 생산된 농산물을 지역에서 소비한다'는 뜻입니다. 건강을 생각할 때 로컬 푸드를 먹는 것은 매우 이치에 맞는 식생활이라고 할 수 있습니다.

예를 들면 열대에서 자란 과일은 몸을 차게 하는 성질이 있습니다. 그래서 추운 지방에 살거나 냉증인 사람의 체질에는 맞지 않습니다.

이것은 물 하나를 마셔도 마찬가지입니다. 지역에 따라서 미네랄 함유량이 다르기 때문에 예민한 사람은 늘 마시던 지역의 물이 아니면 배앓이를 하는 일도 있습니다.

즉, 태어나 자란 토지의 신선한 식재료, 제철 식재료를 먹는 것이 가장 그 사람의 체질에 맞는 음식인 셈입니다.

운동선수가 해외 원정을 다닐 때, 자국 음식을 먹을 수 있도록 전속 셰프를 대동하기도 하는데 최고의 성과를 발휘하는 데 필요하다고 생각합니다.

그 땅에서 얻을 수 있는 자연 혜택을 골고루 먹는 것이 가장 기본적이면서 확실한 건강식이라고 할 수 있습니다.

POINT

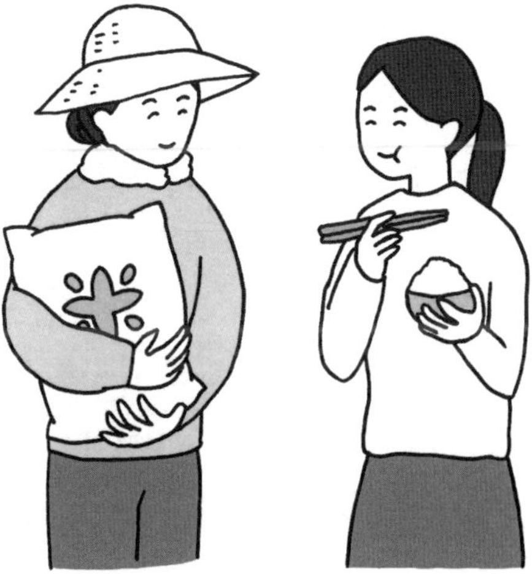

'피로를 막는 음식의 기본'은 '로컬 푸드의 이용'. 태어나 자란 땅의 신선한 식재료를 먹는 것이 가장 체질에 맞는 식사가 된다.

BODY MOTION LIFEHACK

082

장내 환경 개선을 위한 첫걸음 프로바이오틱스

장내 환경이 악화되면 전신을 순환하는 혈류도 악화시켜 악화시켜 근육이나 뇌에 쌓인 피로 물질이 축적됩니다. 따라서 장내 환경이 양호해지도록 하는 활동은 매우 효과적인 '피로 퇴치법'입니다.

장내 환경 개선을 위한 첫걸음은 '프로바이오틱스'의 섭취입니다. 프로바이오틱스란 비피더스균과 유산균 등의 선옥균을 말합니다. 선옥균을 많이 함유한 발효식품을 먹는 것이 중요합니다.

구체적인 식재료로는 요구르트, 된장, 낫토, 치즈 ,김치, 젓갈, 누룩 등을 꼽을 수 있습니다. 프로바이오틱스 자체는 선옥균으로서 장에 정착하지 않기 때문에 매일 섭취하는 것이 필요합니다.

또 체질에 따라 본인에게 맞는 발효식품과 맞지 않는

발효식품이 있으므로 다양한 종류를 시험해보는 것이 중요하겠지요.

저는 시중에 판매되는 유산균 음료를 매일 마십니다. 매일 같은 종류가 아닌 다양한 유산균 음료를 마실수록 장내 환경이 좋아지는 느낌이 듭니다.

인간의 몸은 신기하게도 아무리 몸에 좋은 식품도 계속 같은 것을 먹으면 점점 내성이 생겨서 효과가 줄어듭니다. 그런 의미에서도 다양한 식재료를 먹는 것을 권합니다.

POINT

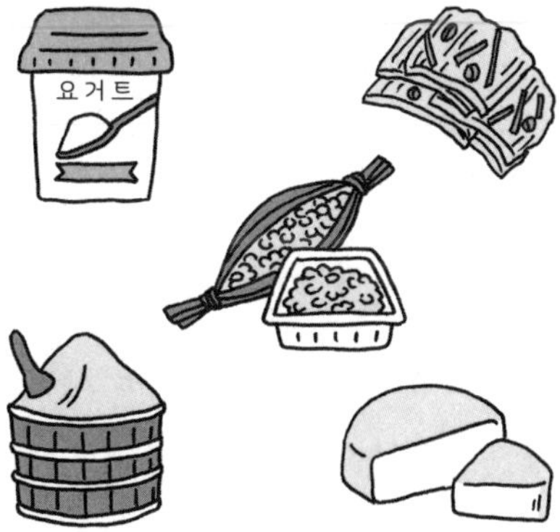

장 내의 선옥균을 늘리려면 요구르트, 낫토, 된장 등 발효식품을 매일 섭취하는 것이 중요.

083

장내 환경 개선을 촉진시키는 프리바이오틱스

효과적인 장내 환경 개선을 위해 발효 식품을 먹는 것뿐만 아니라 식이섬유의 섭취량을 늘리는 것도 중요합니다. 식이섬유 등을 먹어서 장내 환경을 정돈하는 것을 '프리바이오틱스'라고 합니다. 식이섬유는 2종류인데 물에 녹는 '수용성 식이섬유'와 물에 녹지 않는 '불용성 식이섬유'입니다.

둘 다 '장내 환경 개선'에 꼭 필요합니다. 수용성 식이섬유는 해조류, 곤약, 낫토, 귀리, 사과, 고구마, 샐러리, 미역, 참마 등에 많이 포함되어 있습니다. 이른바 '끈적끈적 식재료'입니다. 수용성 식이섬유는 장 속에서 선옥균의 먹이가 되어 선옥균을 늘려주는 등 고마운 작용을 해줍니다.

불용성 식이섬유는 감자류와 콩류, 곡류 등에 많이 포함되어 있습니다. 불용성 식이섬유는 대변을 크게 만들어서 장 속의 노폐물을 청소해줍니다.

하지만 현대인의 식이섬유 섭취량은 해마다 저하되고 있습니다. 1일 섭취 목표량은 남성 20g, 여성 18g이지만 평균 14g정도 밖에 섭취하지 않습니다. 1947년 섭취량은 거의 27g이었기 때문에 현대에 이르러 약 반 가까이 떨어진 것입니다.

아무리 발효식품을 섭취해도 먹이가 되는 식이섬유가 모자라면 선옥균은 늘어나지 않습니다.

장내 환경의 개선을 위해서는 '프로바이오틱스'와 '프리바이오틱스' 모두가 필요하다는 점을 기억하세요.

POINT

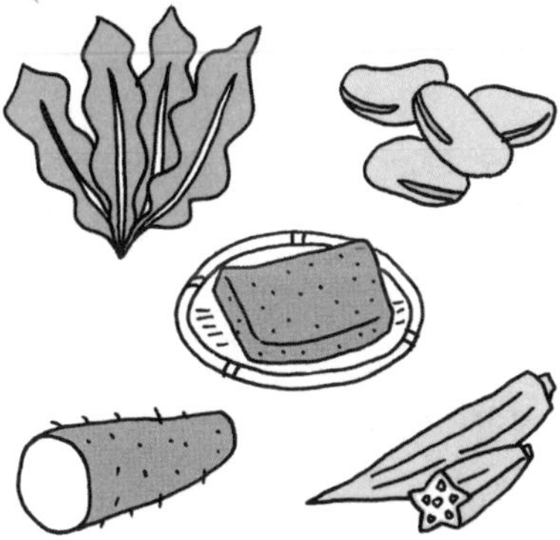

선옥균의 먹이가 되는 '수용성 식이섬유'와 장 속의 노폐물을 청소해주는 '불용성 식이섬유'는 모두 장내 환경 개선을 위해 꼭 필요하다

BODY MOTION LIFEHACK

084

오후의 나른함을 해소해주는 저항성 전분

오후에 나른함과 피로, 졸음을 느낀다면 점심 식사로 인한 혈당치의 급격한 상승이 원인일 것입니다. 밥이나 우동, 라면, 파스타 등의 탄수화물은 혈당치를 급격히 올리는 '고 GI(혈당지수)식품'입니다.

점심으로 '고 GI식품'을 실컷 먹으면 혈당치가 급상승했다가 급격하게 내려가는 '과격한 혈당 변화'가 생기기 때문에 몸은 피폐해지고 졸음이 몰려오는 것입니다. 하지만 탄수화물을 빼버리면 식사할 맛이 나지 않습니다.

그래서 추천하고 싶은 것이 '식힌 탄수화물을 먹는' 식사법입니다. 밥이나 면류 등의 탄수화물에 들어있는 전분은 식히면 분자 구조가 변화하여 '저항성 전분'으로 변합니다. 저항성 전분은 먹어도 혈당치가 잘 올라가지 않는 '저 GI식품'입니다.

그래서 같은 양의 밥이나 면류를 먹어도 식은 것이면 혈당치가 쉽게 올라가지 않습니다. 밥이라면 상온에 두고 1시간 정도 지나면 저항성 전분으로 변합니다.

도시락을 먹을 때는 데우지 않으면 되겠지요. 면류라면 차가운 면을 이용한 메뉴를 고르면 됩니다.

메이저리거인 다르빗슈 유 투수는 흰쌀이나 우동을 먹으면 컨디션이 안 좋아져서 탄수화물은 저항성 전분으로만 섭취한다고 합니다.

프로 선수도 실천하는 식생활이니 이 방법으로 오후의 나른함을 극복해보세요.

POINT

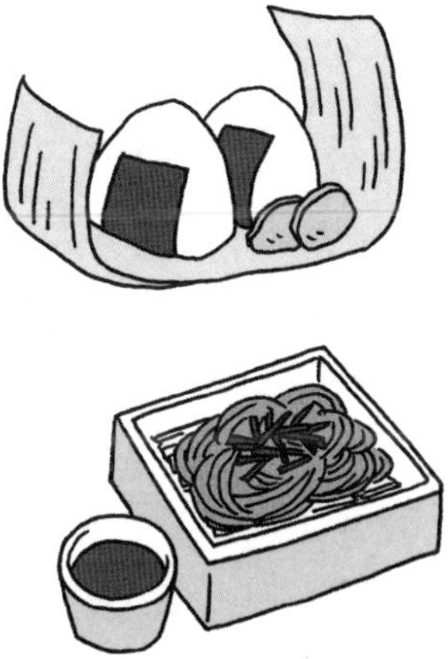

식은 밥이나 면류 등은 혈당치가 잘 올라가지 않는 '저GI식품'이므로 식사로 인한 혈당치의 급상승을 막아준다.

BODY MOTION LIFEHACK

085

마음의 피로를 개선해주는 리신과 아르기닌

하드 트레이닝을 하는 운동 선수에게 꼭 필요한 영양소가 필수 아미노산입니다. 필수 아미노산은 체내에서 합성할 수 없기 때문에 운동 선수가 아니더라도 식품에서 섭취해야합니다.

필수 아미노산 중에서도 최근 주목을 받는 것이 '리신'과 '아르기닌'입니다.

아르기닌은 에너지 드링크 성분으로 알고 있는 분도 있을 것입니다. 이 두 가지는 모두 우리 몸속에 있는 세포의 회복과 성장에 필수적인 성분입니다.

외근이나 서서 일하는 업무 등으로 근육 피로가 발생했을 때 리진이나 아르기닌을 섭취하면 빨리 회복됩니다. 또한 리신은 세균이나 바이러스가 체내에 침입하는 것을 막는 '항체'의 재료가 됩니다. 면역력을 높이기 위한 필수

영양소이지요.

게다가 리신과 아르기닌은 불안감 등의 정신 피로에도 효과를 기대할 수 있습니다. 어느 연구에서는 리신과 아르기닌을 각각 2.5그램씩 섭취한 그룹은 불안감이 11퍼센트 개선됐다는 데이터도 있습니다.

리신은 뇌를 움직이는 영양소로도 유명하며 피로 회복과 집중력을 높이는 효과도 기대됩니다. 리신과 아르기닌은 닭고기나 돼지고기, 고등어나 가다랑어에 많이 포함되어 있습니다.

영양제로도 먹을 수 있지만, 음식으로 먹기도 편한 식재료입니다. 적극적으로 섭취해보세요.

POINT

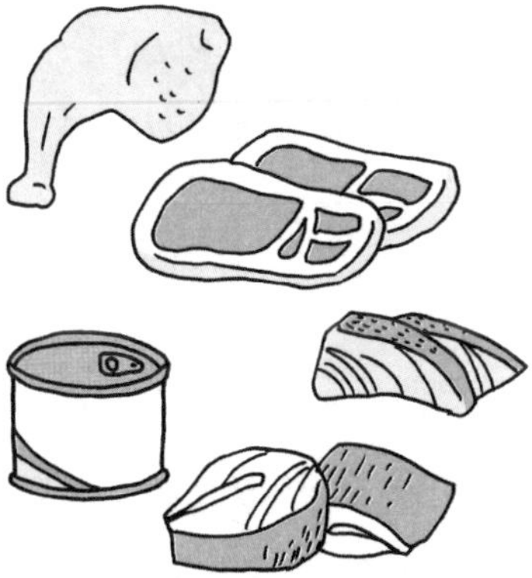

'리신'과 '아르기닌'을 포함한 식재료를 섭취하면 몸의 세포 회복과 성장에 도움이 되며 면역력도 향상된다.

BODY MOTION LIFEHACK

086

안정된 멘탈을 위한 트립토판

스트레스나 피로가 쌓이면 행복 호르몬이라고 불리는 뇌내호르몬인 '세로토닌'의 분비가 줄거나 그 작용이 제한됩니다.

세로토닌의 분비를 늘리려면 '아침 햇볕을 쬐거나' '일정한 리듬으로 움직이는 것'이 효과적입니다. 즉, 아침 산책을 하면 기분이 좋아지지요.

다만 분비량을 늘리려면 재료가 필요합니다. 이때 세로토닌의 재료로 필요한 것이 필수 아미노산인 '트립토판'입니다.

두부나 콩, 된장이나 간장 등의 대두 제품, 우유나 치즈, 요거트 등의 유제품에 트립토판이 많이 포함되어 있습니다. 그 외에 바나나도 추천할 만합니다. 트립토판, 비타민 B6, 탄수화물을 동시에 섭취할 수 있는 바나나를 통해 세로토닌을 효율적으로 만들어낼 수 있지요.

바나나를 우유와 함께 먹으면 더욱더 행복 호르몬이 늘어날 것입니다. 간식으로 속이 든든해지는 바나나를 챙겨 먹는 운동 선수가 많은데 정신적인 면까지 안정시켜주므로 좋은 선택이라고 생각합니다.

중요한 비즈니스 상황에서 음식이 넘어가지 않을 때가 있을 것입니다.

그럴 때 바나나를 먹어 세로토닌의 양을 늘려서 안정된 멘탈로 임하기를 추천합니다.

POINT

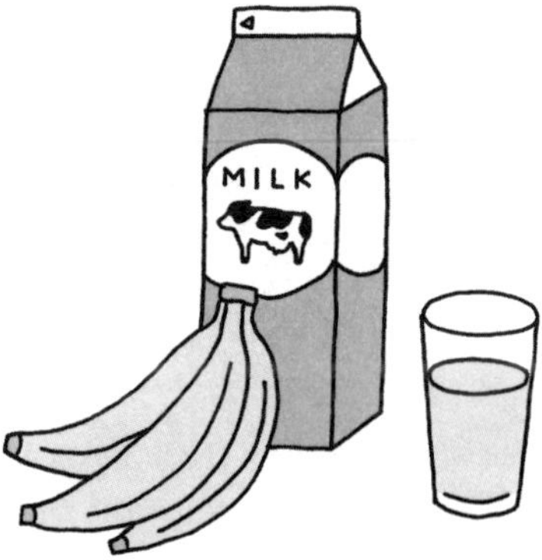

행복 호르몬=세로토닌의 재료가 되는 것은 대두 제품이나 유제품. 또 바나나와 우유를 동시에 섭취하면 행복 호르몬을 증가시킬 수 있다.

COLUMN 8

무릎 각도가 110도면 점프력이 높아진다

저의 전문 분야인 '동작 분석'은 운동학이나 해부학, 물리학 등을 베이스로 인간의 동작을 관찰 및 연구하여 스포츠 현장에 적용하는 것입니다.

수직 뛰기를 예로 들면 무릎의 각도를 110도로 구부린 상태에서 점프하면 다리 근력을 최대치로 발휘해서 높게 뛸 수 있다는 것을 알고 있습니다. 하지만 선수에게 무릎을 110도로 만들어 점프하라고 알려줘도 당연히 실행하기 어렵습니다.

그래서 저는 선수에게 수십 센티미터 되는 받침대에서 두 발로 뛰어내리는 연습을 시킵니다. 그 동작을 관찰하여 무릎의 각도가 110도가 되는 자세를 체감하고 익히게 하는 것이지요.

그 상태에서 다시 수직 뛰기를 하면 기록이 좋아집니다. 앞으로도 다양한 스포츠로 동작 분석의 연구 성과를 환원해나가고 싶습니다.

* 수직 뛰기 : 직립 자세에서 양팔을 아래로 위로 흔들어 올리면서 뛰는 운동

PART
10

스트레칭

BODY MOTION LIFEHACK

087

스트레칭 하기 전 심부 체온 올리기

업무 중 휴식 시간 등에 근육을 쭉쭉 늘리는 스트레칭을 하고 있지 않나요? 그 순간에는 '아, 시원해'라고 느끼겠지만 사실 그런 방식의 스트레칭은 근육에 역효과를 줍니다.

몸속 심부 체온을 올리지 않은 채 근육에 자극을 주면 급격하게 당겨진 근육은 원래대로 돌아가려고 오히려 움츠러듭니다. 피로나 결림이 있는 부분이 일시적으로 부드러워진 것 같은 느낌이 들어도 시간이 지나면 더 단단하게 굳어버립니다.

특히 여름철에는 주의가 필요합니다. 에어컨이 돌아가는 방에서 장시간 있다보면 심부 체온이 낮은 상태가 됩니다. 그 상태에서 갑자기 스트레칭을 하면 근육이 급격한 변화에 깜짝 놀라면서 늘린 부분이 더 굳어버리게 됩니다.

같은 이유로 아침에 일어나자마자 영상을 보며 하는 것도 좋지 않습니다. 아침에는 원래 심부 체온이 낮기 때문에 스트레칭이나 체조와 맞지 않는 시간대입니다.

스트레칭을 하려면 우선 걷기나 조깅으로 몸을 따뜻하게 만든 다음 하는 것이 기본입니다. 그런 의미에서 '핫요가'는 인체의 특성에 잘 맞는 운동이라고 할 수 있습니다.

POINT

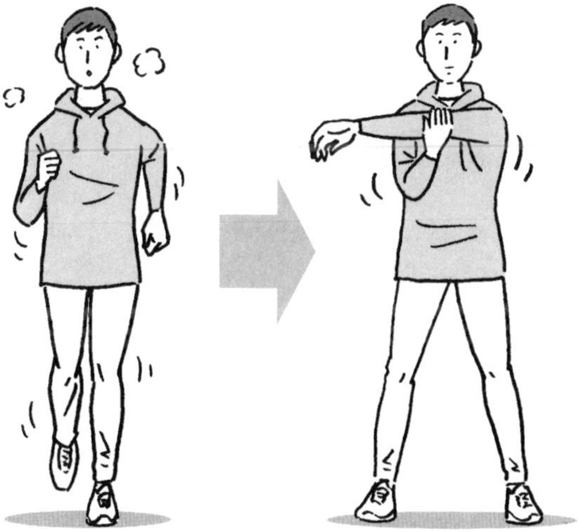

스트레칭을 할 때는 먼저 몸속의 심부 체온을 올리는 것이 중요. 일어나자마자 체조를 하거나 휴식 시간에 갑자기 스트레칭을 하는 것은 주의가 필요.

BODY MOTION LIFEHACK

088

어깨 결림 해소 스트레칭

어깨가 무겁고 찌뿌둥하면 팔을 올리는(가슴을 연다) 동작을 하기 힘들어집니다. 뻣뻣하게 굳어버린 어깨는 마치 무거운 돌덩이를 지고 있는 것처럼 느껴지지요.

이를 해소하려고 좌우 견갑골을 모으고 가슴을 펴는 스트레칭을 하는 사람도 많습니다. 이 스트레칭은 일시적으로는 개운함을 안겨줍니다.

하지만 움직이고 싶은 방향과 같은 방향으로 근육을 펴는 동작을 하면 늘어난 근육이 되돌아가려고 하기 때문에 어깨 결림을 악화시킬 위험이 있습니다.

어깨 결림을 해소하려면 움직이고 싶은 방향과 반대 방향으로 힘을 주는 스트레칭을 하세요.

어깨 결림 해소 스트레칭하는 법

- 오른손으로 왼쪽 팔꿈치를 잡아 가슴 앞쪽으로 가지고 온다.
- 왼쪽 팔꿈치를 왼쪽으로 당기듯이 힘을 준다.(이것을 오른손으로 눌러서 움직이지 못하게 한다)
- 1회 10초. 좌우 손을 바꿔서 한다.

POINT

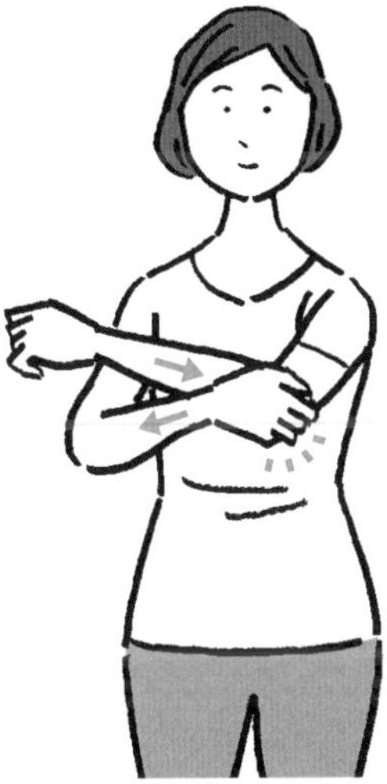

어깨결림을 해소하고 싶을 때는 오른손(왼손)으로 왼쪽 팔꿈치(오른쪽 팔꿈치)를 잡고 왼쪽 팔(오른쪽 팔)을 왼쪽(오른쪽)으로 당기듯이 힘을 가하면 어깨 주변이 스르륵 가벼워진다.

이 스트레칭을 하면 근육을 늘린다는 감각은 없지만, 끝냈을 때 어깨 주위가 확 가벼워진 것을 느낄 수 있을 것입니다.

어깨 결림으로 고민하는 분은 자투리 시간을 확보해서 하루에 몇 번씩이라도 해보세요.

BODY MOTION LIFEHACK

089

요통 해소 스트레칭

세상에는 요통에 효과가 있다는 스트레칭이나 체조가 수없이 많습니다. 하지만 요통의 어려운 점은 통증의 원인이 사람마다 달라서 그 스트레칭을 하면 누구나 요통이 좋아진다고 단언할 수 없는 것입니다. 효과를 느끼는 사람도 있겠지만 느끼지 못하는 사람도 있는 것이 현실이지요.

그래서 여기에서는 대다수가 쉽게 따라 할 수 있으면서 마사지를 받은 것 같은 좋은 기분을 느낄 수 있는 스트레칭법 두 가지를 알려드리려고 합니다.

이것으로 완전한 요통 대책이 될 수는 없겠지만 부담없이 계속할 수 있으므로 습관화하기 좋을 것입니다.

요통 개선 스트레칭 ❶ : 허리를 둥글게 말고 쪼그려 앉는다

① 일어서서 허리를 약간 둥글게 만다.

② 허리를 둥글게 만 상태로 발뒤꿈치를 바닥에 대고 쪼그려 앉는다(발뒤꿈치가 뜨는 사람은 가구 등의 움직이지 않는 물건을 잡아 발뒤꿈치가 올라가지 않도록 한다).

③ 그 상태로 10초 유지.

※ 이상을 5세트 진행합니다.

이것뿐입니다. 요통으로 고민하는 사람 대부분은 요추전만이 습관화되어 있습니다. 늘 허리 근육이 늘어나 있는 상태입니다. 늘어난 근육을 조이는 동작을 하면 허리가 훨씬 편해지는 것을 느낄 수 있을 것입니다.

발뒤꿈치를 바닥에 댄 채로 쪼그려 앉지 못하는 사람은 발목의 뻣뻣함이 원인이라고 생각하기 쉽습니다.

하지만 사실은 요추전만이 고정화되어 체간의 균형이 무너진 것이 원인인 경우가 상당히 많습니다.

이 스트레칭을 습관화하면 서서히 요추전만을 개선할 수 있으므로 요통이 나아지는 것을 기대할 수 있습니다.

◆ 요통을 고치고 싶다면 펭귄이 되어라

2번째 스트레칭법은 다음과 같습니다.

요통 개선 스트레칭 ❷ : 펭귄체조

① 일어서서 양팔을 팔꿈치부터 구부린다.

② 양팔 팔꿈치 아랫부분을 좌우로 빠르게 흔든다(어깨와 몸은 움직이지 않도록).

③ 90초 계속한다.

어깨와 상체를 고정하고 팔꿈치 아랫부분만 재빨리 움직이면 허리 근육에 기분 좋은 마사지가 됩니다. 운동 시간이 적은 사람이나 사무직, 서서 일하는 직업으로 같은 자세로 있는 시간이 긴 사람은 정기적인 펭귄 체조로 허리 근육에 자극을 주도록 하세요. 요통 예방에 효과적입니다.

반복하지만 '요통에는 이걸 하면 낫는다'는 스트레칭이나 체조는 없습니다. 평소 '걷는 법', '앉아있는 법', '서 있는 법' 등의 자세와 동작의 결과로 요통은 발생합니다.

제1부에서 소개한 '피곤해지지 않는 자세 및 동작'은 모두 중력의 손상을 덜어줍니다. 중력으로 인한 손상이 줄어들면 허리의 부담도 줄어 요통의 예방 및 개선으로 연결됩니다.

요통으로 고민하는 사람은 일상생활에서 '피곤해지지 않는 자세와 동작'에 유의하면서 허리를 잘 돌보면 좋겠습니다.

POINT

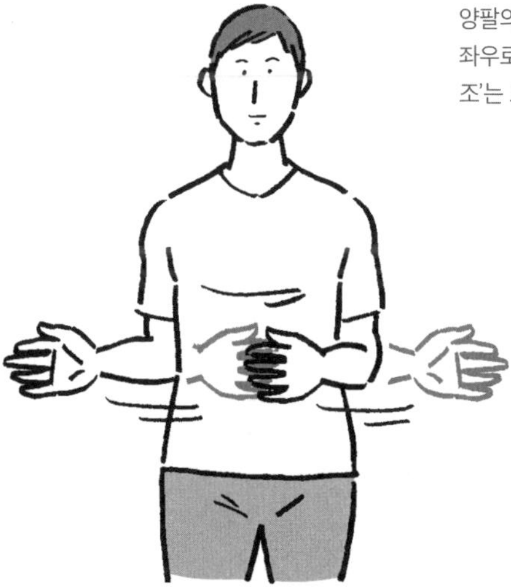

양팔의 팔꿈치부터 아랫부분을 좌우로 재빨리 흔드는 '펭귄 체조'는 요통 개선에 효과적.

BODY MOTION LIFEHACK

090

냉한 체질 해소 스트레칭

냉한 체질은 혈액이 발가락 끝까지 충분하게 닿지 않아서 생깁니다. 다리 부종 역시 다리의 혈류가 좋지 않은 것이 원인입니다. 노폐물과 수분을 제대로 회수하지 못하기 때문에 발생하는 것입니다.

둘 다 걸을 때나 일어설 때 발뒤꿈치가 무게 중심이 되고 발가락을 사용하지 않는 것이 큰 문제입니다.

다음의 스트레칭으로 발가락을 단련해주세요.

냉한 체질과 부종 개선을 위한 스트레칭하는 법

① 발가락 전체를 발바닥 쪽으로 구부린다

(관절이 더 움직이지 않을 때까지 확실하게).

② 발가락 전체를 위를 향해 펼친다

(발가락이 하나하나 떨어지도록 합니다).

※ 좌우발 각각 10번씩 한다.

발가락이 잘 안 펴지는 사람은 발가락의 시작 부위를 손으로 잡고 접어줍니다. 발가락의 시작점의 뼈가 드러나 보일 정도로 구부려주는 것이 포인트입니다.

평소에 발가락을 사용해서 걷지 않는 사람은 발가락 개폐가 잘 안 되는 경우가 있습니다. 이 스트레칭을 정기적으로 해서 발의 말단까지 혈류가 도달할 수 있게 해 주세요.

POINT

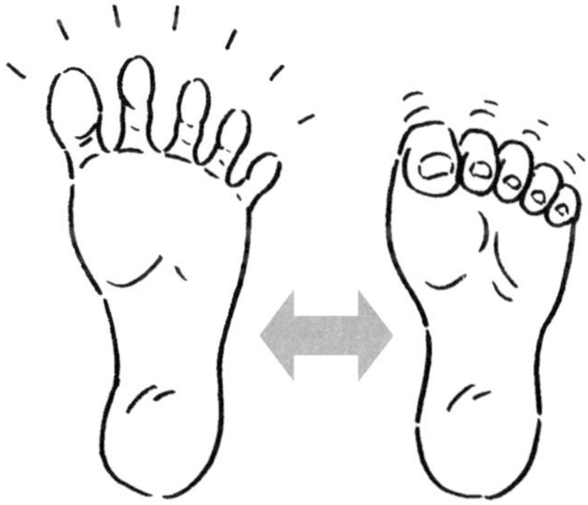

발가락 전체를 구부렸다가 펴는 것을 반복해주면 냉증을 개선할 수 있다. 다리의 혈류가 잘 흐르면 부종도 개선된다.

BODY MOTION LIFEHACK

091

두통 예방을 위한 안면 스트레칭

두통의 원인은 여러 가지인데 대부분은 근육이 긴장해서 생기는 '긴장성 두통'입니다. 두개골 측면의 관자근이라는 근육이 단단하게 굳어져서 혈류가 막히면서 통증이 생기는 것입니다.

관자근은 턱 주변의 근육과 연결되어 있기 때문에 안면 스트레칭으로 턱 주위의 근육을 풀어주면 관자근이 이완되면서 두통이 완화됩니다.

안면 스트레칭하는 방법

- 입을 크게 벌리고 10초 유지한다.
- 여러 가지 우스꽝스러운 표정을 짓는다.
- 턱근육(깨물근)을 손가락 끝으로 돌리듯이 마사지한다.

업무 중에 두통이 잘 생기는 것은 자기도 모르게 이를 악물어서 씹을 때 사용하는 깨물근과 연결된 관자근이 긴장되어 있기 때문입니다.

그래서 입을 크게 벌리거나 우스꽝스러운 표정을 짓거나 마사지를 통해 깨물근의 긴장을 풀어주면 두통도 완화됩니다.

과로로 두통에 시달리는 분들은 한번 시도해보시기 바랍니다.

POINT

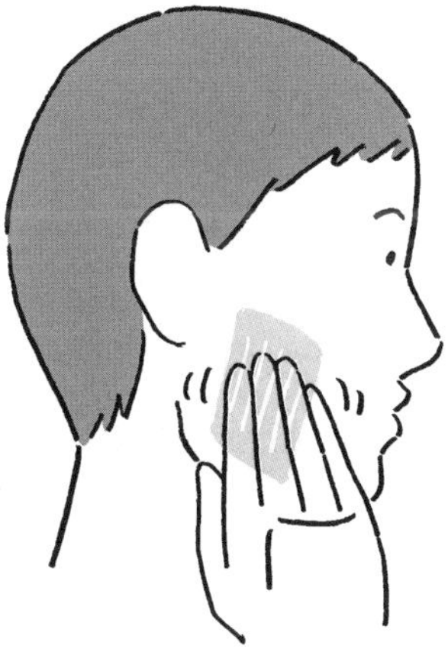

입을 크게 벌리거나 턱근육(깨물근)을 손가락 끝으로 마사지하면 두통을 예방할 수 있다.

BODY MOTION LIFEHACK

092

눈 피로 예방을 위한 마사지

장시간 컴퓨터나 스마트폰을 사용하는 것은 안정피로를 유발하는 원인이 될 수 있습니다. 눈 피로는 같은 곳을 계속 보면 초점 조절을 위해 눈에 부담이 가게 되고 눈 안쪽과 주변의 근육이 굳으면서 생깁니다.

눈 주위의 근육이 굳어서 혈류가 나빠지면 어깨 결림이나 목 결림, 두통의 원인이 되기도 합니다. 또 눈의 피로는 자율 신경의 불균형을 초래하여 전신의 건강 상태에도 영향을 주므로 주의가 필요합니다.

안정피로에 효과적인 안구 마사지 하는 법

① 양손을 좌우의 관자놀이에 대고 아래서 위로 바짝 올리면서 풀어준다.

② 양손을 좌우의 깨물근에 대고 아래서 위로 바짝 올리면서 풀어준다.

③ 양손을 눈꺼풀 위에 놓고 부드럽게 누르면서 안구를 마사지 한다.

※ 합계 3분

장시간 책상에서 일할 때는 30분에 한 번씩 이 마사지를 해주면 눈 피로를 예방할 수 있을 것입니다.

안구를 마사지할 때는 너무 힘을 주지 말고 눈 주위의 힘줄과 근육을 부드럽게 풀어줍니다.

※ 안정 피로(眼睛疲勞, eye strain) : 통증이나 압박감 및 시력장애 등으로 쉽게 피로하여 눈을 연속적으로 사용할 수 없게 된 상태.

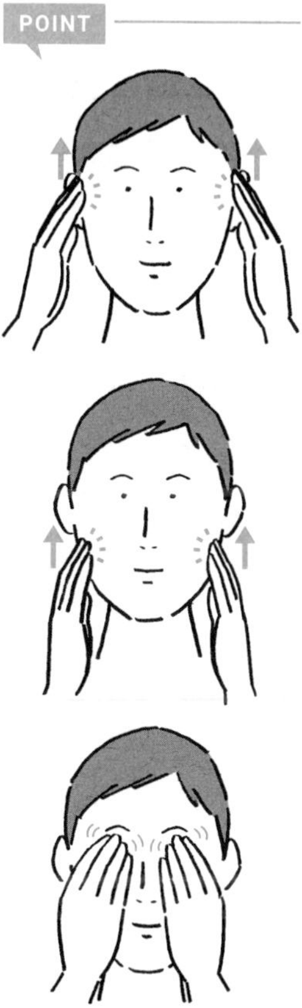

양쪽 관자놀이와 깨물근을 마사지한 후에 양손 손가락을 눈꺼풀 위에 대고 부드럽게 누르면서 마사지하면 눈의 피로가 풀린다.

COLUMN 9

치마를 입으면 무릎이 안 좋아진다?

무릎 통증에 시달리는 여성이 적지 않습니다. 무릎 통증을 겪는 여성의 대부분은 ×자 다리입니다. ×자 다리는 무릎에 큰 부담을 줍니다.

대부분의 여성은 앉을 때 무릎을 붙이고 있습니다. 또 걸을 때도 안짱다리로 무릎을 붙이고 있는 것을 볼 수 있습니다. 하지만 '여자가 다리를 벌리고 앉는 것은 보기 좋지 않다'는 사회적 압력이나 학생 때 교복 치마를 내내 입다 보면 ×자 다리가 되기 쉽습니다.

앞서 언급한 하이힐과 더불어 치마 의무 착용 등은 여성 건강에 좋지 않은 영향을 끼칩니다. 다행히 요즘은 교복 치마와 바지 선택을 자유롭게 할 수 있는 학교가 늘어나고 있습니다. 무엇보다 건강이 최우선이라고 생각합니다.

PART
11

멘탈 관리

BODY MOTION LIFEHACK

093

멘탈은 단련하려고 하면 안 된다

누구나 무슨 일이 일어나도 동요하지 않고 피곤해지지 않으며 항상 최고의 성과를 발휘할 수 있는 '강철멘탈'을 원할 것입니다.

스포츠계에도 자주 '멘탈 단련'의 중요성이 명문화되어 있습니다. 예로부터 승부에는 '정신력, 기술, 체력'을 중요하게 여겼지만 과연 어떻게 해야 눈에는 보이지 않는 마음을 단련할 수 있을까요?

그 답은 '멘탈을 단련하려고 하지 말자'입니다. 갑자기 선문답같이 되어버렸지만 수많은 운동 선수를 만나면서 이런 확신이 들었습니다.

운동 선수가 최고가 되느냐, 그렇지 못하느냐의 갈림길은 얼마만큼 '기술'을 향상시키느냐에 달려있습니다. 늘 향상심을 갖고 성실하게 훈련을 지속한 선수는 기술과 체력의 향상과 함께 멘탈도 강해졌습니다.

왜냐하면 몇 백 번, 몇 천 번 같은 훈련을 통해 익힌 기술은 몸의 기억이 됩니다. 그래서 아무리 긴장되는 상황에서도 마음의 흐트러짐 없이 힘을 발휘할 수 있는 것입니다.

만약 '실전에 약하다'는 평가를 받는 선수가 있다면 아직 최고 기량을 갖추지 못했기 때문입니다.

테니스의 오사카 나오미 선수는 오랫동안 '멘탈이 약하다'는 말을 들어왔습니다. 하지만 호주 오픈에서 우승한 이후 '멘탈이 성장했다'는 평가를 받고 있습니다.

그동안 그녀가 한 것은 신뢰할 수 있는 4명의 트레이너들과 함께 철저하게 테니스 기술을 갈고 닦은 것뿐입니다.

자신이 잘하지 못하는 샷이나 상상할 수 있는 경기 전개를 철저하게 분석해 나감으로써 불안 요소를 하나하나 지워나갔던 것입니다. 그 결과 그녀는 어떤 상황에도 흔들리지 않는 '강철 멘탈'을 갖게 되었습니다.

◆ 비즈니스에서의 멘탈도 기술이 결정한다

일반인이 '멘탈을 강하게', '실전에 강하게' 하고자 할 때도 같은 말을 할 수 있습니다. 강한 멘탈을 갖기 위해 자기 암시와 같은 심리적 접근을 한다 해도 기술이 수반되지 않으면 불안은 사라지지 않습니다.

예를 들어 꼭 성공해야 하는 프레젠테이션이 있다고 합시다. 아무것도 준비하지 않은 채 프레젠테이션에 임하면 발표 전에는 불안에 짓눌리고, 발표하는 도중에는 예측하지 못한 상황에 패닉 상태가 될지도 모릅니다. 준비가 부족하면 누구라도 그렇게 됩니다.

하지만 프레젠테이션을 위한 모든 준비를 하고 연습을 거듭해 기술을 높인 후, 프리젠테이션 중에 일어날 수 있는 모든 문제를 미리 상정해 두면 불안과 긴장은 반드시 누그러집니다.

물론 그래도 긴장하거나 불안해지는 것이 인간이란 존재입니다. 그러나 적어도 철저하게 기술을 연마해 두는 것은 자기 암시를 거는 등 심리학적 접근보다 압도적으로 당신의 마음을 안정시켜 줄 것입니다.

단 기술을 단련하려면 노력이 필요합니다. 그리고 항상 '향상심'을 갖고 다른 사람의 의견에 귀기울이는 '솔직함', 그리고 자신의 인생을 스스로 개척하려는 '적극성'이 필요합니다.

이것을 달성하고 싶다는 명확한 향상심을 가지고 상사나 후배의 의견을 잘 듣고 자신의 단점을 솔직하게 개선하며 타인에게 의존하는 것이 아닌 스스로 과제를 해결하기 위한 노력을 쌓아나가야 합니다.

이것을 반복한다면 당신은 어느새 '강철 멘탈'의 소유자가 될 것입니다.

POINT

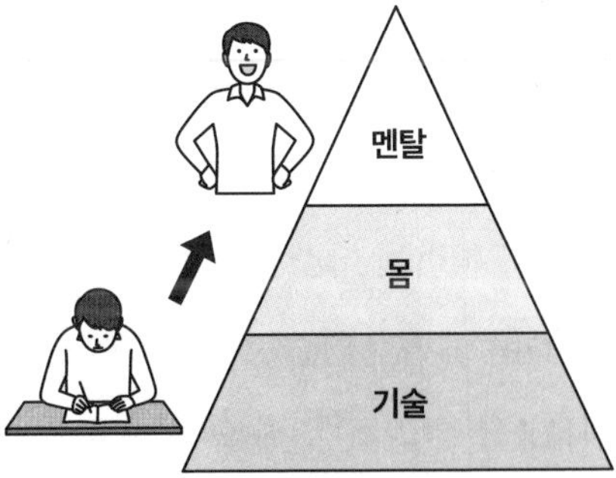

결국 피곤해지지 않는 몸을 만드는 것도 피곤해지지 않는 멘탈을 만드는데도 그 토대가 되는 것은 '기술'이라고 생각한다. 기술은 배신하지 않는다.

BODY MOTION LIFEHACK

094

악기 연주로 마음을 유연하게

아이들에게 축구를 지도하면서 드리블 기술 같은 것을 가르치다 보면 아무리 해도 잘 배우지 못하는 아이가 있습니다. 머리로만 동작을 너무 많이 생각해서 몸을 움직이지 못하는 것입니다.

저는 이런 슬럼프에 빠진 아이들에게 '악기를 연주하라'고 권합니다. 피아노든 우쿨렐레든 하모니카라도 상관없습니다. 아무리 간단한 곡이라도 좋으니까 한 곡을 모두 연주하라는 숙제를 내줍니다.

그리고 다음 연습 때 제 앞에서 연주하도록 합니다. 제가 '조금 빨리 연주해볼래?', '한번 장난스럽게 연주해봐'라고 요청하면 아이들은 음악의 세계에 빠져듭니다. 그 타이밍에서 축구로 돌아가면 신기하게도 이전에는 할 수 없었던 동작을 할 수 있게 되는 경우가 정말 많았습니다.

이유는 두 가지로 생각해볼 수 있습니다. 먼저 곡을 연주할 수 있게 되었다는 '작은 성공 체험'이 아이에게 자신감을 준 것, 그리고 축구의 동작에 너무 집중한 나머지 경직되어있던 머리의 유연성을 되찾은 것입니다.

모든 일을 지나치게 머리로만 생각하다 보면 때때로 마음의 유연성을 잃어버려 즐기는 것을 잊기 쉽습니다. 회사원은 생산성과 매출을 올리는 데만 집중하기 쉽습니다. 하지만 업무를 '즐긴다'는 여유가 없다면 좋은 발상이 떠오르지 않습니다.

그 타개책으로 악기를 연주해보는 것은 어떨까요?

POINT

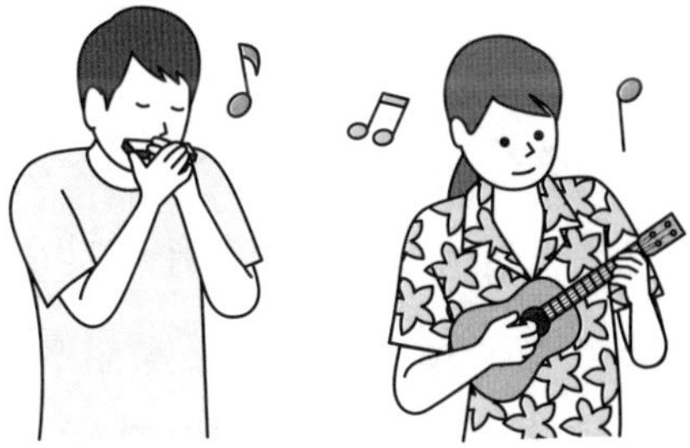

악기를 배워 한 곡이라도 내 것으로 만들면 손쉽게 '성공 체험'을 얻을 수 있다. 시야를 넓히기 위해서도 추천.

BODY MOTION LIFEHACK

095

뇌 피로는 풍선 호흡으로 푼다

육체적인 피로든 정신적인 피로든 최종적으로 '피곤하다'고 느끼는 것은 뇌입니다. 휴식을 취해도 피로가 가시지 않는 사람은 뇌 자체가 지쳐있는 '뇌 피로'일 가능성이 있습니다.

만성적인 피로감에 시달리는 사람은 '뇌의 혈류가 부족하다'는 것이 세계의 여러 의학 연구에서 밝혀지고 있습니다. 혈류가 부족하다는 것은 혈액에 녹아있는 산소도 부족하다는 것입니다.

피곤할 때는 왠지 모르게 '뇌에 산소가 모자라'는 것 같은 기분이 드는데 실제로 산소가 부족한 것입니다.

뇌의 산소 부족을 해소하기 위해 풍선 호흡을 따라해보세요.

풍선 호흡 하는 법

- 풍선이 단전(배꼽에서 약간 아래) 부근에 있다고 상상한다.
- 코로 공기를 3초 들이마신다

  (단전 부근의 풍선을 불고 있다고 상상한다).
- 입으로 숨을 6초간 내뱉는다

  (뱉을 때 풍선에서 바람이 빠진다고 상상한다).

풍선이 있다고 상상하면 복식 호흡을 하기 쉬워지고 많은 산소를 혈액으로 보낼 수 있게 됩니다. 뇌의 피로가 느껴질 때 3분 정도 해 보세요.

POINT

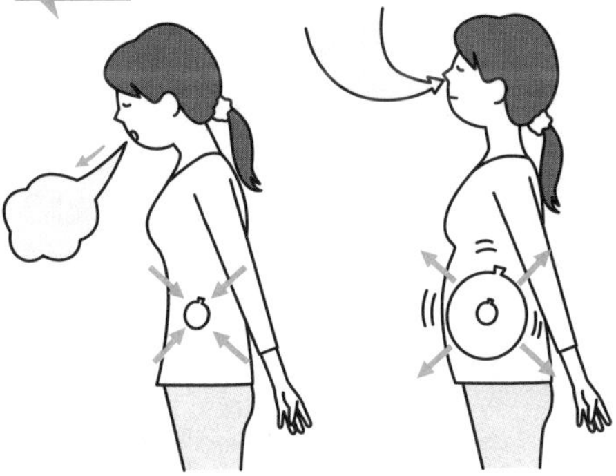

'코로 3초 들이마신다', '입으로 6초 내뱉는다'의 시간은 다소 변동해도 괜찮다. 단 들이마시는 시간보다 내뱉는 시간이 반드시 길어야 한다. 내뱉은 시간이 길면 자율 신경이 정돈된다.

BODY MOTION LIFEHACK

096

가짜 웃음으로 마음의 피로를 푼다

어둡고 우울한 표정의 최고 운동 선수를 본 적이 있습니까? 저는 없습니다. 최고라고 불리는 스포츠 선수의 상당수는 평소 생활에서도 밝은 모습입니다. 스포츠계뿐만 아니라 성공한 각계 저명인사의 상당수는 '웃는 얼굴'을 하고 있습니다.

예로부터 '웃으면 복이 온다'라는 말이 있습니다. 프랑스의 철학자 알랭(Alain)은 '행복하니까 웃는 것이 아니다. 웃으니까 행복한 것이다'라고 했습니다. 오늘날의 뇌과학 연구를 통해 알랭의 말은 실증되고 있습니다.

입에 연필을 문 그룹(웃는 표정의 그룹)과 그렇지 않은 그룹이 같은 만화책을 읽었을 때 전자가 압도적으로 만화를 평가하는 점수가 높았다고 합니다.

인간은 '즐거우니까 웃는 얼굴이 된다'가 아니라 '웃는 얼굴을 하니까 즐거워진다'인 것입니다.

왜냐하면 '웃는 얼굴'='즐겁다'라고 신경 세포에 기록되어 있기 때문입니다. 그래서 기분이 좋지 않아도 일단 웃는 얼굴을 하면 저절로 기분이 좋아진다는 이론입니다.

피곤하거나 괴롭다고 지치고 찡그린 얼굴로 있으면 긍정적인 마음을 되찾기 어렵습니다. 그럴 때일수록 '가짜 웃음'이라도 지어서 긍정적인 마음을 끌어오세요. 그러면 슬럼프나 터널에서 빠져나올 수 있을 것입니다.

POINT

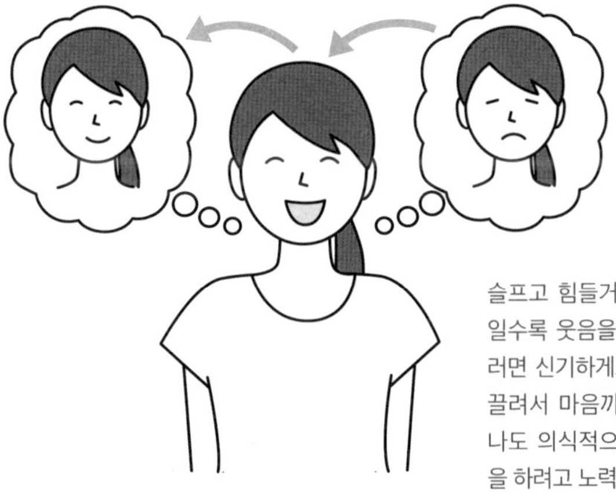

슬프고 힘들거나 피곤할 때일수록 웃음을 지어보자. 그러면 신기하게도 '미소'에 이끌려서 마음까지 밝아진다. 나도 의식적으로 웃는 얼굴을 하려고 노력하고 있다.

BODY MOTION LIFEHACK

097

파워 포즈로 뇌를 깨운다

100미터 달리기에서 스타트를 기다리는 선수 중에는 양손을 높이 들어 올려 자신을 크게 보이게 하거나 큰 소리를 내며 승리의 포즈를 취하는 등 각각의 방식으로 텐션을 올리는 모습을 볼 수 있습니다.

이러한 행위는 코칭의 세계에서 '파워 포즈'라고 불리며 의욕과 자신감을 높이는데 효과적이라고 합니다. 뇌의 측좌핵이라는 부위에는 '의욕 스위치'가 있습니다.

업무나 공부를 할 때 의욕이 생기느냐 마느냐는 의욕 스위치를 얼마나 재빨리 켤 수 있는지에 달려있습니다.

이 스위치가 켜지는 계기가 '파워 포즈'입니다. 예를 들어 업무 의욕이 생기지 않을 때는 일어서서 양팔을 높이 들고 '아자아자! 일하자!', '파이팅!' 등을 외쳐보세요.

그러면 의욕 스위치가 켜져서 뇌에서 도파민과 아드레

날린이라는 물질이 분비되면서 의욕이 생깁니다.

하버드대학의 에이미 카디 교수는 파워 포즈를 취하는 것만으로 의욕을 키우는 호르몬인 테스토스테론이 증가하고 스트레스 호르몬은 저하된다고 발표했습니다.

마음의 피로를 날려버리기 위해서라도 단거리 선수처럼 파워 포즈를 취한 다음 일이나 공부를 시작합시다.

POINT

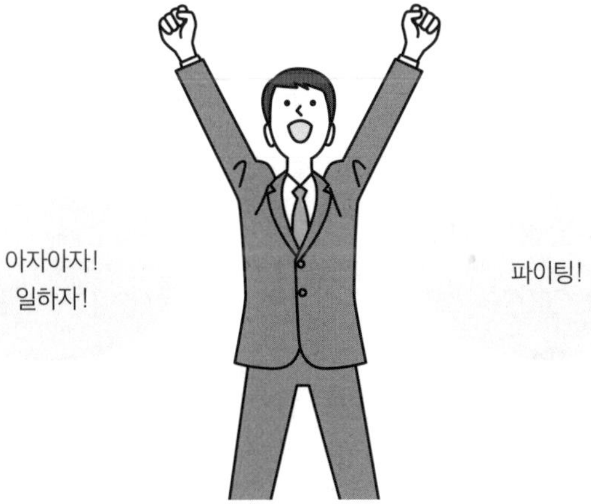

파워 포즈에는 특정하게 정해진 포즈가 없다. 당신의 텐션을 올릴 수 있는 '평소에는 하지 않는 힘찬 움직임'을 하면 뇌에 의욕 스위치가 켜진다.

BODY MOTION LIFEHACK

098

'1/f 진동'으로 릴랙스한다

'어떻게 하면 릴랙스할 수 있을까요?'라고 묻는 운동 선수들에게 저는 '1/f 진동에 동조하라'고 조언합니다. 졸졸 시냇물 흐르는 소리와 불꽃의 흔들림, 반딧불의 깜박임, 나뭇잎 사이로 비쳐드는 햇빛 등의 파장은 '1/f 진동'이라고 부르며 이완 효과를 얻을 수 있는 것으로 유명합니다.

세계 각국에서 '1/f 진동'에 대한 연구가 이루어지고 있는데 최근 왜 이 파장에서 평온을 얻을 수 있는지 새로운 사실이 밝혀졌습니다.

우리 인간은 뇌의 신경세포인 뉴런에서 다른 뉴런으로 신경전달물질을 보내면서 살기 위한 정보를 주고받고 있습니다. 감정이나 생각 같은 것은 모두 신경전달물질이 뉴런 사이를 오가며 생겨나는 것입니다.

그리고 신경전달물질이 발사되는 간격이 글쎄 '1/f 진동'과 같은 간격이라는 것입니다. 이러한 점에서 '1/f 진동'이 기본적인 생체 리듬이라고 생각할 수 있습니다.

따라서 오감으로 바깥 세계의 '1/f 진동'을 감지하면 자신의 생체 리듬과 공명하여 자율신경의 균형이 잡혀 릴랙스 효과를 얻을 수 있다는 것입니다.

무엇을 해도 짜증이 나거나 뇌가 지쳐있다는 느낌이 들면 시냇물이 졸졸 흐르는 소리를 듣거나 촛불의 불빛을 응시해보세요. 마음이 평온해질 것입니다.

POINT

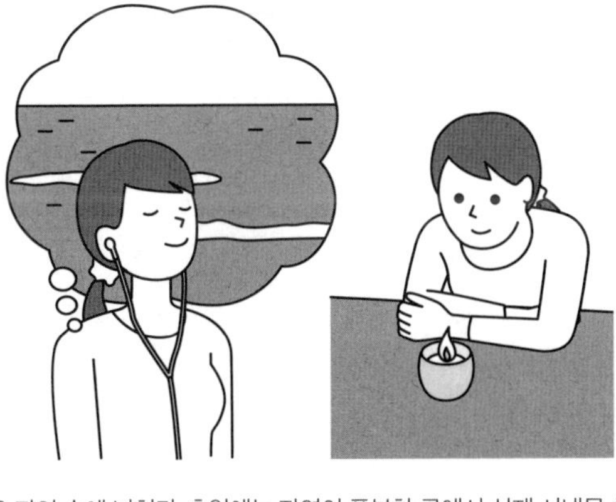

'1/f 진동'은 자연 속에 넘친다. 휴일에는 자연이 풍부한 곳에서 실제 시냇물 흐르는 소리나 파도 소리를 들어 보자. 높은 릴랙스 효과를 얻게 될 것이다.

BODY MOTION LIFEHACK

099

정신 피로를 해소하는 이미지 트레이닝

누구나 이상적인 자아상을 갖고 있을 것입니다. 이상적인 자신에게 다가가기 위해 노력하는(기술을 높이는)것이 무엇보다 중요하지만 이에 더해 평소에도 이상적인 자신을 적극적으로 상상하는 것이 효과적입니다.

스키 점프계의 레전드 가사이 노리아키 선수는 이상적인 자신을 떠올리며 성공 체험을 반복하는 이미지 트레이닝을 자주 했다고 합니다.

골프계의 레전드 잭 니클로스는 뇌가 근육에 지령을 보내는 모습을 상상하면서 스윙 이미지 트레이닝을 했고요. 그러면 실제로 스윙을 할 때 근육이 자동적으로 스윙의 움직임을 상기한다고 합니다.

이미지 트레이닝이 효과적인 것은 뇌에 절차 기억이 생기기 때문이라고 알려져 있습니다. 절차 기억이란 원래 반복 연습을 통해 익히는 것입니다.

자전거를 타거나 수영을 익힐 때 사용하는 뇌의 기능입니다. 하지만 실제 경험하지 않았더라고 이미지 트레이닝만으로도 '절차 기억'은 완성된다는 것입니다.

가사이 선수나 니클로스처럼 성공한 자신을 상상하면 뇌는 그 성공 체험을 기억하기 때문에 현실에서도 성공으로 향하는 행동을 할 수 있게 됩니다. 멘탈이 지쳐서 부정적인 마음이 생길 것 같을 때는 적극적으로 포지티브 이미지 트레이닝을 해 보세요.

POINT

이미지 트레이닝을 할 때는 '되고 싶은 나', '성공한 나'를 상상하면서 마음에 떠올리는 것이 중요. 말을 떠올리는 것보다 영상이 효과적이다.

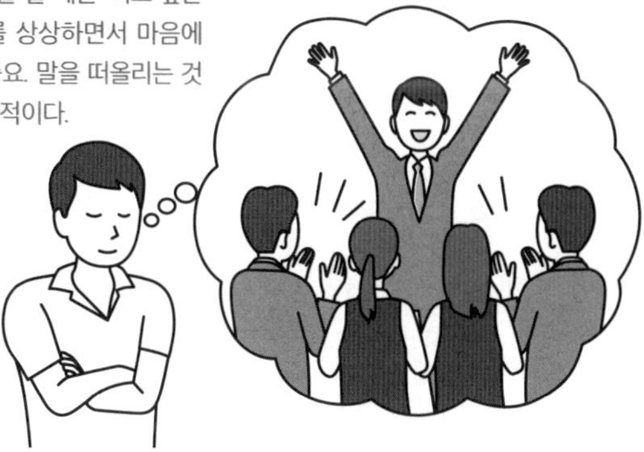

BODY MOTION LIFEHACK

100

능숙하게 넘겨버릴 수 있는 말을 준비해둔다

세상 어디에든 '마음을 지치게 하는 사람'이 존재하기 마련이지요. 당신에게 악의를 품고 있거나 싫은 소리를 하는 '유감스러운 사람'을 말합니다.

타인에게 악의를 품고 사는 사람은 사실은 열등감 덩어리입니다. 당신의 능력이 두려운 나머지 이를 해소하기 위해서 자꾸 주도권 다툼을 하려는 것이지요.

스포츠 세계에서도 '재능있는 후배'에게 '악의를 품는 선배'라는 구도는 흔히 볼 수 있습니다.

섬세한 사람일수록 이런 악의에 진지하게 대응하는 것 같습니다. 하지만 일일이 마음이 다치지 않도록 '능숙하게 넘겨버리는' 기술을 익혀두세요.

유감스러운 사람의 악의를 넘겨버리는 법

유감스러운 사람 : '나라면 그런 건 10분이면 끝낼 텐데.'

당신 : '그렇군요. 그럴 것 같네요' 또는 '알겠습니다. 그래서요?' 또는 '역시 대단하시네요.'

이것이면 충분합니다. 유감스러운 사람의 입장과 당신과의 관계성에 따라 표현에 주의할 필요가 있겠지요.

다만 그때도 적당히 맞장구를 치고 적당히 칭찬을 해두면 충분합니다.

POINT

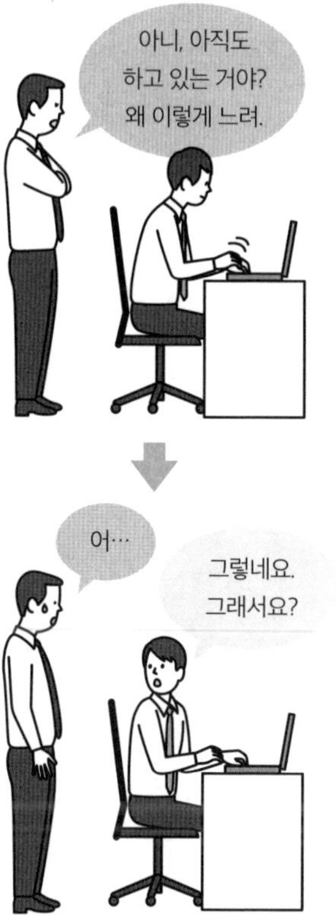

넘겨버리는 말은 TPO를 가려서 사용할 필요가 있지만 명백한 악의를 품고 접근하는 사람에게는 적극적으로 사용한다. 멘탈을 지키는 데 효과적이다.

끝으로

피곤해지지 않는 몸으로 매일 활기차게

배구 선수로 뛰던 현역 시절, 부상이 잦았습니다. 현역에서 물러나 대만 배구 국가 대표팀의 코치가 된 뒤에도 무릎과 허리통증에 늘 시달렸어요.

의사의 치료를 받아도 낫지 않아서 지푸라기라도 잡는 심정으로 현지 침술원에서 시술을 받아보았는데 오랜 통증이 거짓말처럼 사라졌습니다.

그때 노(老) 선생님은 "오른쪽 무릎을 감싸고 왼쪽 엉덩이를 흔들며 걷고 있다. 그래서 발의 접지가 좋지 않다. 이것을 고치지 않으면 재발한다"고 하셨습니다. 갑자기 눈이 확 트인 것 같았습니다. 인체의 각 부분은 독립적으로 기능하는 것이 아니라 모든 것이 연동되어 서로에게 영향을 미치고 있음을 몸소 체감한 것입니다.

같은 일을 일본에서도 겪었습니다. 30대 때, 서혜부에 양성 림프종이 생겨 외과 수술로 종양을 제거한 적이 있습니다. 그런데 수술 이틀 후부터 왼발의 감각이 사라져서 움직이지 못하게 되었어요.

그래서 어쩔 수 없이 휠체어 생활을 시작했습니다. 대학병원에서 정밀검사를 해도 원인을 알 수 없었습니다. 이대로 평생을 휠체어에서 보내야 한다고 각오했습니다.

그러던 반년 후 지인인 한 선수가 군의관 출신 선생님을 소개해주었습니다. 그리고 선생님이 제 몸을 만지거나 움직이게 하는 시술을 하자 반년간 움직이지 않던 왼쪽 다리의 감각이 돌아왔습니다. 몇 번의 시술로 걸을 수 있을 만큼 회복되었어요.

이 두 가지 체험을 통해 인체의 신비함을 깨달았고 저와 마찬가지로 늘 부상에 시달리는 운동선수들에게 힘이 되고자 '동작 분석'의 길로 들어섰습니다.

잘못된 자세와 동작으로 인한 부상과 피로로 시달리는

운동 선수는 매우 많았는데 자세와 동작만 바꿔도 극적으로 회복되는 경우가 적지 않았습니다.

그리고 오랜 연구 성과를 일반인 여러분이 일상생활에서도 폭넓게 사용할 수 있도록 정리한 것이 이 책입니다. 이 책을 활용하여 여러분이 '피곤해지지 않는 몸'을 얻고 활력 넘치는 하루하루를 보내길 바랍니다.